コロナ後の世界は中国一強か

矢吹晋
Yabuki Susumu

花伝社

コロナ後の世界は中国一強か◆目次

第3章　日本の死亡率はなぜ低いのか　137

おわりに　161

はじめに——コロナによって生まれた新チャイメリカ体制

コロナ西方への旅は一帯一路に沿って

新型コロナウイルス（SARS-CoV-2）による感染症（Covid-19）発症の初期段階で、タイや香港、韓国、日本など中国周辺に拡散した時、中国はやはり「アジアの病人」（「ウォール・ストリート・ジャーナル」）か、[1]などと揶揄するコメントが見られた。新型コロナ禍を、中国がイニシアチブをとる「一帯一路」政策と重ねて、まさに「コロナウイルスの道ではないか」と罵倒する声さえあった。

中国では2019年12月に新型コロナウイルスの感染者が確認され、一時感染が爆発的に広がって武漢市が封鎖されたものの、2020年2月17日に一日の治癒退院者数が新規感染者数を追い越し、これをピークとして収束過程に入り脱封鎖に至った。政府当局による断固たる制圧措置が功を奏したことは明らかだ。[2]

翻って、中国がピークを越えた前後から、イタリアやスペイン等ヨーロッパに感染拡大が飛び火した。自国のウイルス制圧で教訓を得た中国は、ただちに医療チームを組織してイタリア

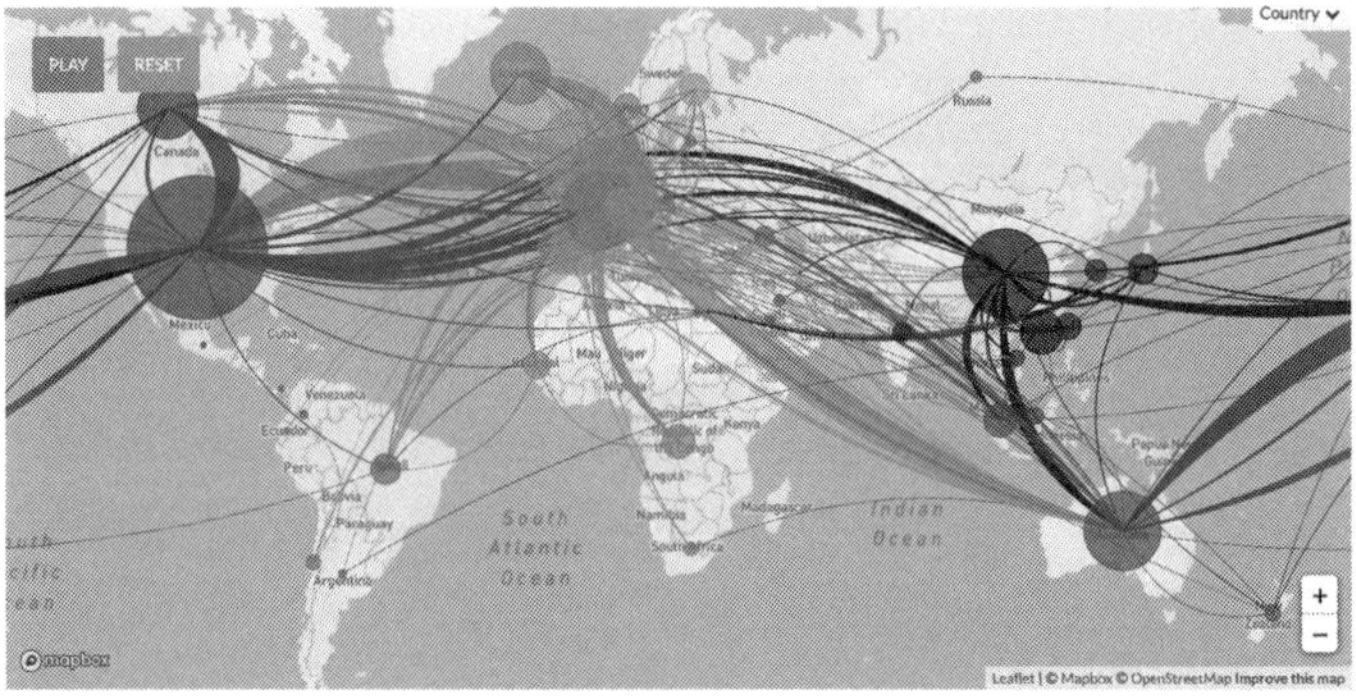

武漢でアウトブレイクした新型コロナウイルスは西を目指し、ヨーロッパ各国を席巻した。ヨーロッパ各国で武漢よりも感染力を強めたウイルスは、大西洋を越えてニューヨーク州を襲った。地球は東に回り、コロナウイルスは西を目指す。出所：The Nextstrain team.

米 68 万人、欧州 75.5 万人、中国 8.3 万人（4 月 18 日）

	感染者	死者
米	684,920	31,614
西	188,093	19,613
伊	172,434	22,745
仏	147,121	18,703
独	139,134	4,203
英	109,769	14,607
中国	83,730	4,632

4 月 18 日時点では、コロナは、中国を離れ、スペイン、イタリア、フランス、ドイツ、イギリスを襲った。これらの諸国の感染者数は 75.5 万人を数え、中国の 8 万人の 10 倍弱であった。この時点でアメリカの感染者は 68 万人でヨーロッパの 9 割程度であった。しかしながら、ニューヨークでアウトブレイクした米コロナはまもなく、ヨーロッパの数倍の規模に達した。

等に派遣、さらに各国に大量生産の体制を整えたマスクの供給を開始し、いわゆる「マスク外交」に力を入れた。一部は無償供与であり、特に歓迎された。マスクや人工呼吸器等を携行した医療チームとともに、世界の人々への「共に力を合わせ、ウイルス制圧に努力しよう」というメッセージは、まさに「一帯一路」がウイルス制圧の使者と物資を送り届ける「希望の道」に変身した事実を雄弁に示し始めた。

情報共有化がウイルス克服につながる

今回の新型コロナ禍対策は、中国の制圧経験が大きな教訓となった。都市封鎖に始まり、自国での制圧後は「輸入ウイルス禍」撃退のために空港を封鎖するパターンが各国に波及し、実行されたことは周知の通りだ。これら一連の事態から見ると、国境なきグローバリズムが世界的蔓延の「原因」であり、「原罪はグローバリズムにあり」とする誤解に導かれがちだ。

しかしながら、これは間違った認識であろう。ペスト菌もスペイン風邪も、グローバリズムの時代以前から地球を自由に移動してきた事実がある。ウイルス禍は元来人類の誕生とともにあり、以来国境を越えてきた。科学技術に支えられた今日のグローバリズムは、単にウイルスの移動を加速したにすぎない。そして地球市民にとって、ヒトの移動が避けられない現実を踏まえれば、「ウイルス鎖国」が一時の応急措置にとどまることは明らかだ。

本来の論理は逆であろう。

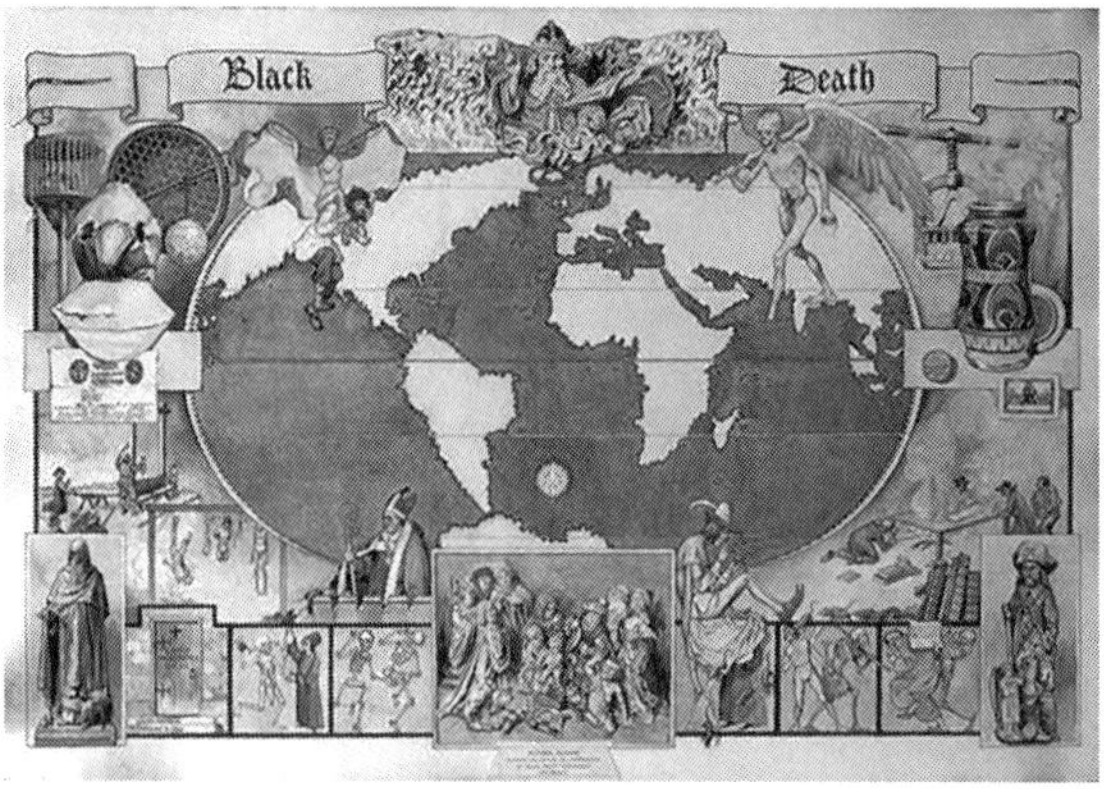

インフォデミックからパンデミックへ。黒死病・スペイン風邪・天然痘の悪夢

「情報鎖国」を破り「情報の共有化」を図ることによって、対ウイルス共闘体制を構築することこそがわれわれの課題なのだ。今回のウイルス禍は、過去のブロック経済のような、世界を諸経済圏に分断することの不可能性を裏側から証明したに等しい。すなわちサプライチェーンの寸断という事実を通じて人々は、相互依存、相互補完関係の深さ、強さ、その再編成の意義を改めて認識させられたのではないか。

米国を追い越しつつある中国の科学技術

ここから新型コロナ禍以後の世界経済の展望が生まれる。まず米中二極構造、チャイメリカ体制自体は変わらないが、中身は「米国主導から中国主導へ」大きく転換するであろう。トランプの中国封じ込めは失敗に終わり、中国経済はより強化された体質と実力をもって世界に向かう。

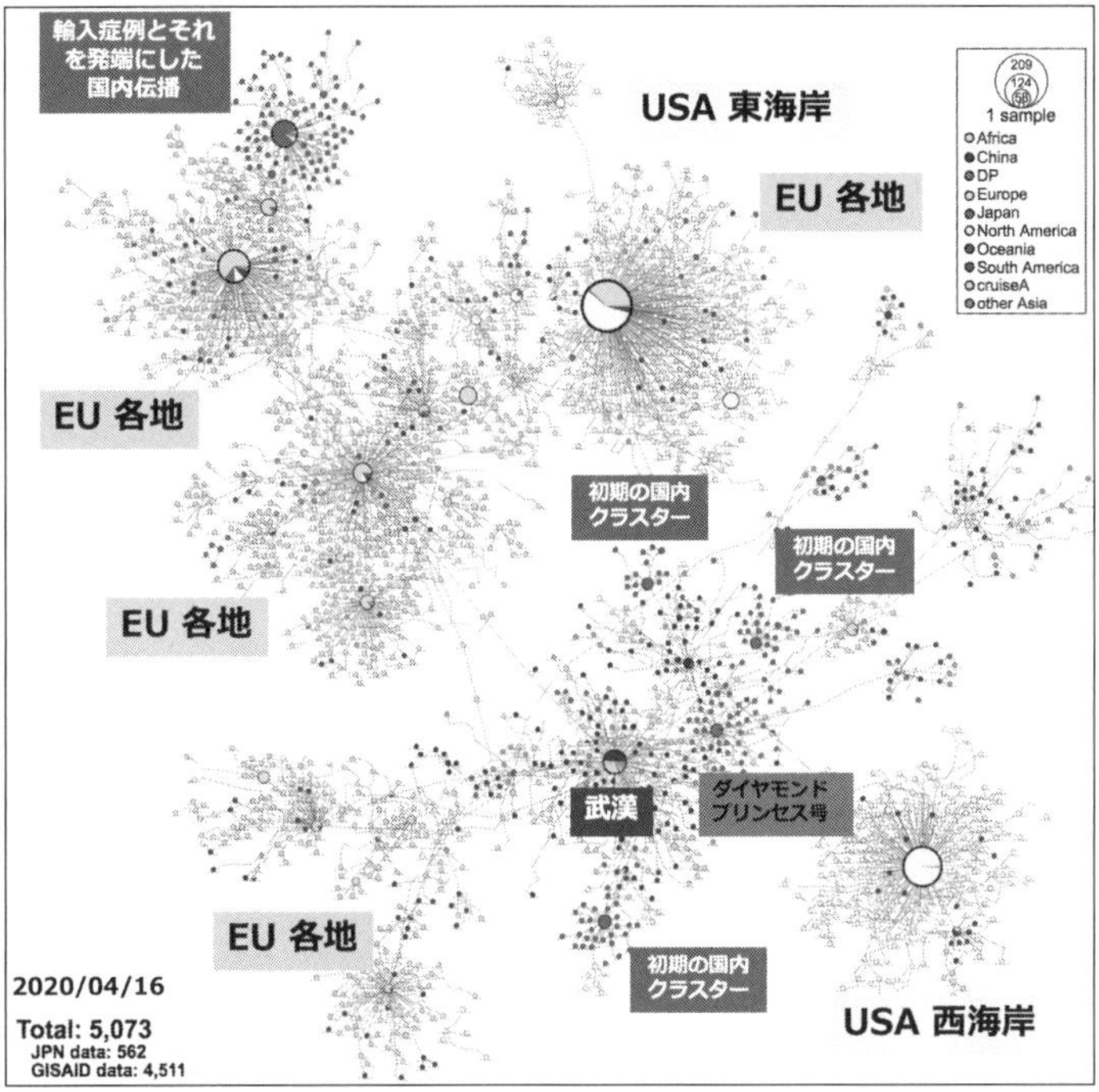

日本のウイルスはどこから来たのか
ゲノム配列の分析から1～2月のそれは中国から渡来したこと、3月以降はヨーロッパおよび米国起源であることが分かる。出所：感染症研究所ホームページ。

顧みると、トヨタカンバン方式からQRコードが生まれたが、日本ではこれを十分に活用するに至らず、中国に渡って「二維碼《アルウェイマ》」と呼ばれ、キャッシュレス化の主役として大活躍した。さらに、ノーベル化学賞に輝く吉野彰が発明したリチウムイオン電池も、日本では本格的な企業化を躊躇しているうちに、中国企業がこの分野で大躍進し、電気自動車化時代へのインフラ体制を整えつつある。

2019年11月、新型コロナ禍の前夜、中国の主要都市では5G商用サービスがスタートした。この5Gインフラは、コロナウイルス対策としてのテレワークという大量の3次元情報の瞬時の共有において、より効率的な経済活動の基礎作りを可能にした。これは新型インフラ（新基建）の中核となる。

サプライ・レジリエンシー（危機に瀕した際の修復力）問題を情報の共有で克服し始めた中国経済は、復興の足どりを早めつつ、いよいよ世界経済の中心に向かう。たとえばファーウェイ（華為技術）は、元来通信機器メーカーだが、端末スマホ（スマートフォン）のメーカーとしても成功し、いまや同社製スマホは部品の100%が国産化を達成し、自立を成し遂げた。2019年5月の米国商務省による事実上の輸入禁止に端を発するトランプのファーウェイ封じ込めという指揮に従うのは、日本やオーストラリア、カナダなど一部の国だけにすぎない。さらに2020年6月にはファーウェイと米国企業との協力が認められるようになり（本書「おわりに」参照）、トランプの封じ込めは崩壊したに等しい。

米中摩擦のもう一つの焦点は、量子コンピュータの開発競争だ。これは米ソが火花を散らした往時のスプートニク騒動を想起させる。中国は世界初の量子衛星「墨子号」を2016年に打ち上げ、その後量子通信の実験を着々と進めてきたが、米国はいまだに量子衛星の打ち上げに成功していない。つまり、量子通信の分野では中国が一歩先行する。量子コンピュータの分野では依然米国がリードしていると見られているが、中国は肉薄している。

量子通信が実用化に成功すれば、米国の軍事的優位は失われる。「墨子号」打ち上げを公表した時、プロジェクトの責任者・潘建偉中国科学技術大学教授は、量子暗号は「敵軍が解読できない」ばかりか、「敵の伝統的暗号は量子通信によって容易に解読でき、ステルス戦闘機は丸裸にされる」と述べた。

他国には真似できない中国というシステム

武漢のウイルス撲滅作戦の当初、中国は苦境に立たされたが、中国には細菌戦への備えがあり、ただちに対細菌防御作戦を始動させ、武漢封鎖を断行した。二つの野戦病院（感染者を収容するための臨時病院）を10日間で作ると公約し、実現したのは、軍事管制下での全国動員によるところが大きい（第1章で後述）。これが「他国に模倣できないシステム」であることは、中国自身がしばしば繰り返している通りだ。いまその功罪をあげつらう紙幅はないが、これが実践（あるいは実戦）において成功した事実は誰もが認めざるを得ないのではないか。

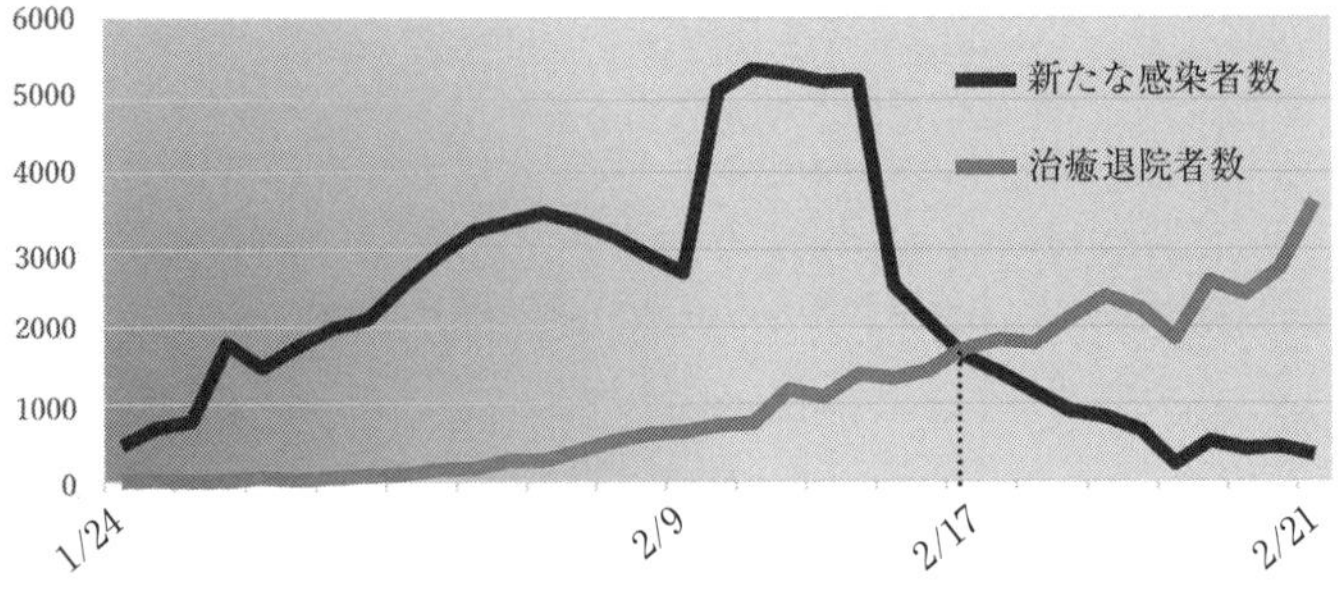

中国では治癒退院者が２月 17 日に新感染者の数を超えた

中国当局に、これだけの動員を決意させたのは、２０１８年ペンス副大統領の演説[3]に始まるトランプ政権の対中国封じ込め作戦であろう。輸入関税引き上げに始まり、ファーウェイなど中国ＩＴ企業から「製品を買わせない、部品を売らせないブラックリスト」を次々に拡大した。「中国の疫状隠し」が非難されているが、その背景は、春節イベントや湖北省人民代表大会といった政治事情だけではなく、対米「防疫戦」優先という判断も秘められていたのではないかと著者は読む。

　巨大都市武漢の封鎖が断行され、身分証明カードと監視カメラによる住民監視も効果的に行われた。例えば感染者の位置データの把握や、濃厚接触者が外に出ないための位置情報の把握が行われた。ビッグデータ監視について、かねて中国当局の「人権軽視」を批判してきた西側は驚愕して、一斉に人権侵害・人権無視を声高に叫んだ。

　この大合唱に対して中国から届いたこだまは、「人権と生存権を比べて、どちらが必須であろうか」、「中国人は人権侵害を好むのではない。しかしながら、ウイルスによって生か死か、二者択一を迫られている今、人権制限を甘受しつつも生存戦略を第一に置く」のは当然ではないか、という声だ。

はぎとられた「米国人権外交の虚飾」

中国流の対策の結果はどうか。2カ月余の断固たる統制措置によって、中国は感染者8万人台、死者4000人台に押さえることに成功した。

翻って人権外交を誇る米国では感染者215万人台、死者11・7万人台（6月18日現在）で、感染者は中国の26倍、死者は25倍だ。加えて、米国の死者の多くは、ヒスパニックや黒人だ。この姿は何を意味するか――コロナウイルスが米国お得意の「人権外交の虚飾」をはぎとってみせた形ではあるまいか？

とりわけミネソタ州ミネアポリスで2020年5月25日、黒人市民ジョージ・フロイドが白人警官によって圧殺された事件は、全米に人種差別反対の抗議デモを巻き起こし、トランプ大統領は連邦軍の待機を命じる事態になった。[4] これに対してトランプに解任された前国防長官マティスが公然と反対を表明する異常事態さえ生まれている。[5]

次のマンガは、シンガポール首相夫人であるホー・チンが自身のフェイスブックで、シンガポール「連合早報」が掲載した王錦松の風刺マンガをシェアしたポストである。[6] このマンガは、香港の人権擁護を主張するトランプのお膝元ではなはだしい人権侵害が生じている現実を

＊アーカンソー州

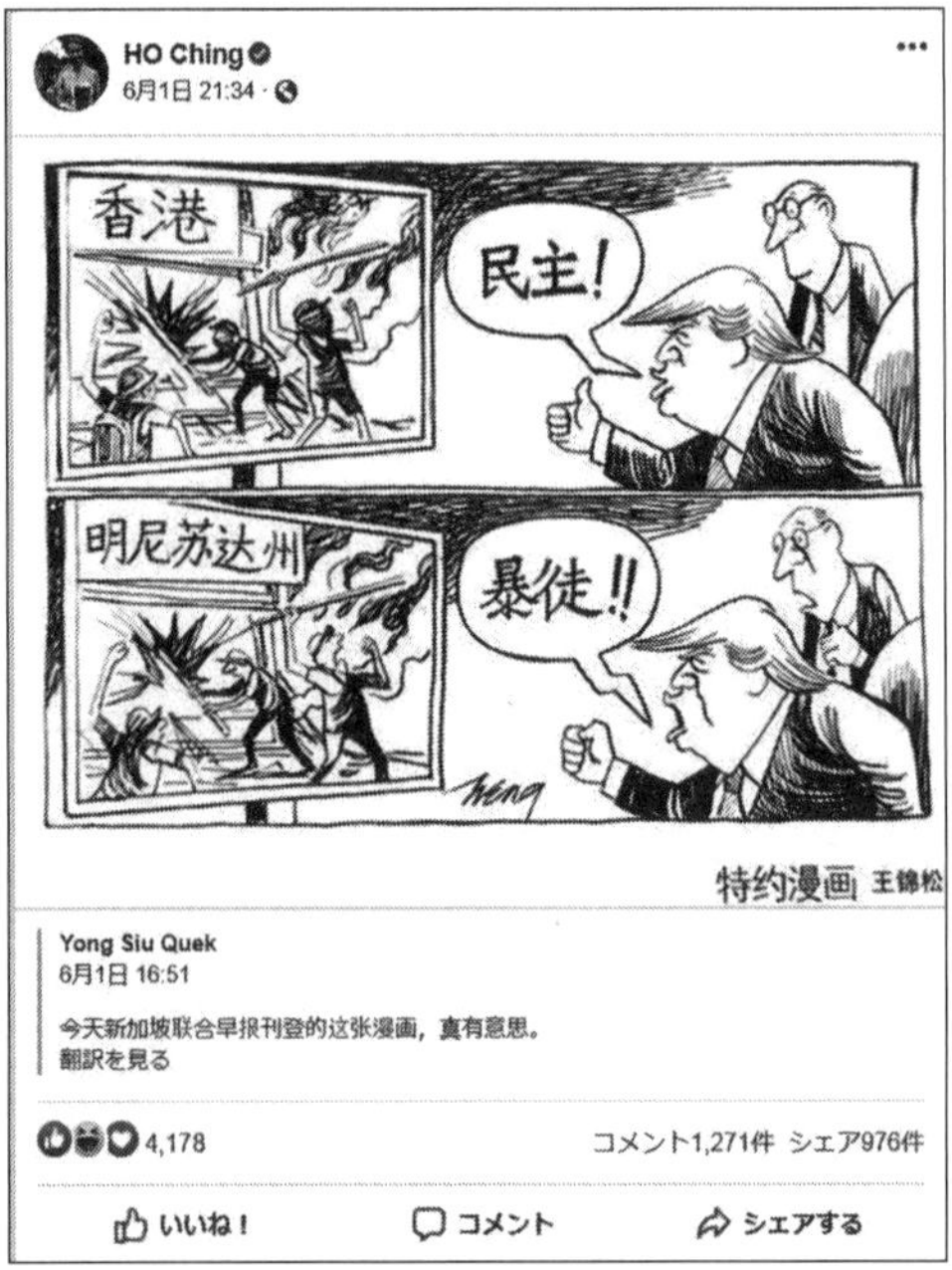

ホー・チンのFacebookページ（2020年6月1日）

鋭く切り取って見せている。

こうしてウイルス制圧を教訓として「中国の勃興」はいよいよ進み、「米国の衰退」はますます加速されよう。米国は、ルーズベルト号内の感染爆発によって、総数11隻の原子力空母のうち修理中2隻を含めて計4隻が出動不能という異常事態に直面したが、これは国防予算の削減という経済的背景にも依存するだけに、戦力の回復には困難が予想される。こうした米中二極構造は、依然グローバル経済の中心にはとどまるものの、その影響力は減退し、世界はよりいっそう多極構造化への道を歩むのではないか。
さて日本の未来はどうか。ウイルス制圧をめぐって試行錯誤を繰り返し、翻弄される過程で、政治・経済ともに機能不全に陥り、より衰弱しつつある印象を否めない。遺憾ながら今回のコロナ禍は、安倍晋三長期腐敗政権の無為愚策に対する弔鐘として記憶されることになるのではないか。

注

1 China Is the Real Sick Man of Asia, Wall Street Journal, 2020.02.03

2 北京市衛生健康委員会ホームページによれば2020年6月14日現在、感染者36名、無症状感染者1名である。感染者累計では463名、うち退院者411名、入院中43名、死亡者9名である。外国感染の輸入患者は174名、退院173名、入院中1名である。

3 2018年10月4日、ペンス副大統領がハドソン研究所で講演し、トランプ政権による強固な対中姿勢を明らかにした。この内容は相手国の中国のみならず世界中を驚かせた。一部では20世紀末のソ連解体30年後に復活した対中「新冷戦宣言」とはやしたて、チャーチル元英首相の「鉄のカーテン」演説に比定する向きも見られた。

4 6月12日夜、ジョージア州アトランタ市で黒人市民レイシャード・ブルックスが警官に撃たれて死亡した。抗議デモが拡大するなかでトランプ大統領は「法と秩序（Law and Order）」の2語を繰り返しているが、これは「黒人を規制する隠語」として機能しているとオマール・ワーソウ助教授（米プリンストン大学）が解説している（朝日新聞、2020年6月2日）。

すなわちこれはニクソン元大統領が1968年大統領選挙で用いた語彙で、その後黒人規制の隠語を意味する文脈で用いられるようになった。日本ではこの文脈を無視して「法と秩序」を字義通りに受け取る向きが多い。

なお5月25日のジョージ・フロイド殺害事件以来、#BlackLivesMatter（黒人の命も大事だ＝BLM）がSNSのハッシュタグとして拡散されているが、これが誕生したのは2013年であり、人種差別に抗議する象徴として用いられている。

5　冷泉彰彦「コロナ危機下の人種問題、それでも変わり始めたアメリカ」（メールマガジン「from 911／USAレポート」第821回）によると、黒人市民ジョージ・フロイドが殺された後、全国で、南軍関係の銅像を撤去する動きが加速し、軍による南軍由来の基地名を変更する動きがあり、南軍の将軍の名を冠したノースカロライナ州の「フォート・ブラグ海兵隊基地」などは改名へ向けた作業が始まった。しかしながら、トランプ大統領はこれに反対し、対立は深まっているという。

6　図は、https://www.facebook.com/permalink.php?story_fbid=1455881112656858&id=100005335308340 のスクリーンショット。

第1章　中国で何が起こったのか

武漢ウイルス患者の発見と「いわゆる隠蔽」の経緯

２０１９年12月15日、武漢中心医院で診察を受けたある男性（65歳）［患者A］の気管支肺胞洗浄液から新型のコロナウイルスが発見された。この患者は原因不明の肺炎で18日に中心医院救急科に入院したが、22日に重症になり、ＩＣＵ室に送られたが、死去した。

肺胞洗浄液検査❶

12月24日、武漢中心医院呼吸器内科主任の趙蘇教授が患者の気管支肺胞洗浄液を広州微遠ゲノム公司に送り、即日、完全なゲノム配列を抽出した。そのデータはただちに中国中医科学院（China Academy of Chinese Medical Science）病原研究所にも送られた。検査で明らかになったこのウイルスはBat SARS（コウモリ由来のＳＡＲＳウイルス）類似の新型コロナウイルスであった。

微遠ゲノム公司（中国におけるゲノム解析の大手企業）は、27～28日に医院（中国語で病院

原因不明の肺炎患者AとB（2019年12月）

患者	検査発見日時	検査機関
［患者A］ある男性（65歳）	12月24日	広州微遠ゲノム公司
［患者B］陳という姓の男性（41歳）	12月30日	北京博奥医学検験所

のこと）と疾病管理部門に電話で報告するとともに、12月29〜30日には、武漢市中心医院と武漢市疾病管理部門に面談して検査結果を報告した。

肺胞洗浄液検査❷

陳という姓の男性（41歳）［患者B］は12月16日に発熱し、武漢中心医院で診察を受けたが、その後呼吸困難に陥った。22日に武漢市江夏区第一人民医院に入院したが、重症化したので、27日に中心医院救急科に転院した。27日夕刻、ICU室でサンプルを採取し、北京博奥医学検験所に送った。30日医学検験所が中心医院に伝えた検査結果は、新型コロナウイルスであった。[1]検査結果を知った李文亮（眼科医師）、劉文（紅十字医院内科医師）、謝琳卡（武漢協和医院ガンセンター医師）が医者仲間に情報を流して事態を知らせたが、3名の医師はその後「デマ拡散」のカドで訓戒処分を受けた。李文亮はコロナに感染して2月7日に死去した。李を惜しむ声がネットで広まり、中国政府は3月5日模範的な防疫活動を行ったとして表彰した。

肺胞洗浄液検査❸

金銀潭医院の張定宇院長は12月30日、初期に入院した7名の患者の気管支肺胞洗浄液を中国科学院武漢病毒研究所に送り、検査を石正麗チームに依頼した。72時間後、1月2日に新型コロナウイルスのゲノム配列を抽出し、1月11日にＧＩＳＡＩＤ（インフルエンザウイルス遺伝子データベース）[2]にアップした。

肺胞洗浄液検査❹

（検査❸に先立ち）上海公共衛生臨床センターの張永振教授のチームが武漢中心医院にサンプルを採りに来て、張永振は5日早暁、サンプルから新型コロナウイルスを検出し、ゲノム配列を解明し、このウイルスが新型コロナウイルスであることを確認した。

以上の4チーム（武漢中心医院呼吸器内科主任の趙蘇教授、北京博奥医学検験所、金銀潭医院の張定宇院長、上海公共衛生臨床センターの張永振教授）によって、初期のウイルス検査が行われた。

検査結果はどのように報告されたのか

２０１９年12月31日、中国当局はＷＨＯ中国オフィス経由でジュネーブＷＨＯ本部に、武漢市で発見された「原因不明の肺炎患者」について報告した。さらに1月3日、44人の「原因不明の肺炎患者」罹患がＷＨＯに報告されている。うち11人は重症であるが、33人は安定していた。

これらの検査結果を踏まえて、武漢の海鮮市場はクラスター（感染者集団）発生の可能性ありと判断され、1月1日に閉鎖された。上海公共衛生臨床センター（張永振）は、直ちに上海市衛生健康委員会と国家衛生健康委員会に報告し、警戒を呼びかけ、上海市は適切な措置を講じたと評価されている。しかしながら、武漢市衛生健康委員会は1月10〜17日、すなわち湖北省人代と政協の会議が終わるまで、感染者数の公表と報告を怠ったとして、その責任を問われた。

さて感染の経緯だが、12月1日および10日に感染した患者3人は、海鮮市場に行っていない。12月21〜23日、25〜26日、31日、1月1日の患者も市場と関わりがない。そして1月1日の市場閉鎖以後に、市場を2次クラスターとする感染が蔓延した。以上の患者発見の経緯から、海鮮市場は他の場所からウイルスが持ち込まれた2次クラスターであり、中国最初のウイルスは、「市場の外で発生し、市場に持ち込まれた」と中国の専門家たちは判断している。

武漢封鎖はどのように決定されたのか

日本の厚労省に当たる「国家衛生健康委員会」の高級専門家チーム（高級専家組）李蘭娟《りらんけん》[3]院士[4]は、SARS研究のトップスペシャリスト鍾南山《しょうなんざん》[5]院士とともに行動し、ヒトからヒトにウイルスが感染したという事実を1月20日に李克強首相に伝え、23日に武漢封鎖が決定された。

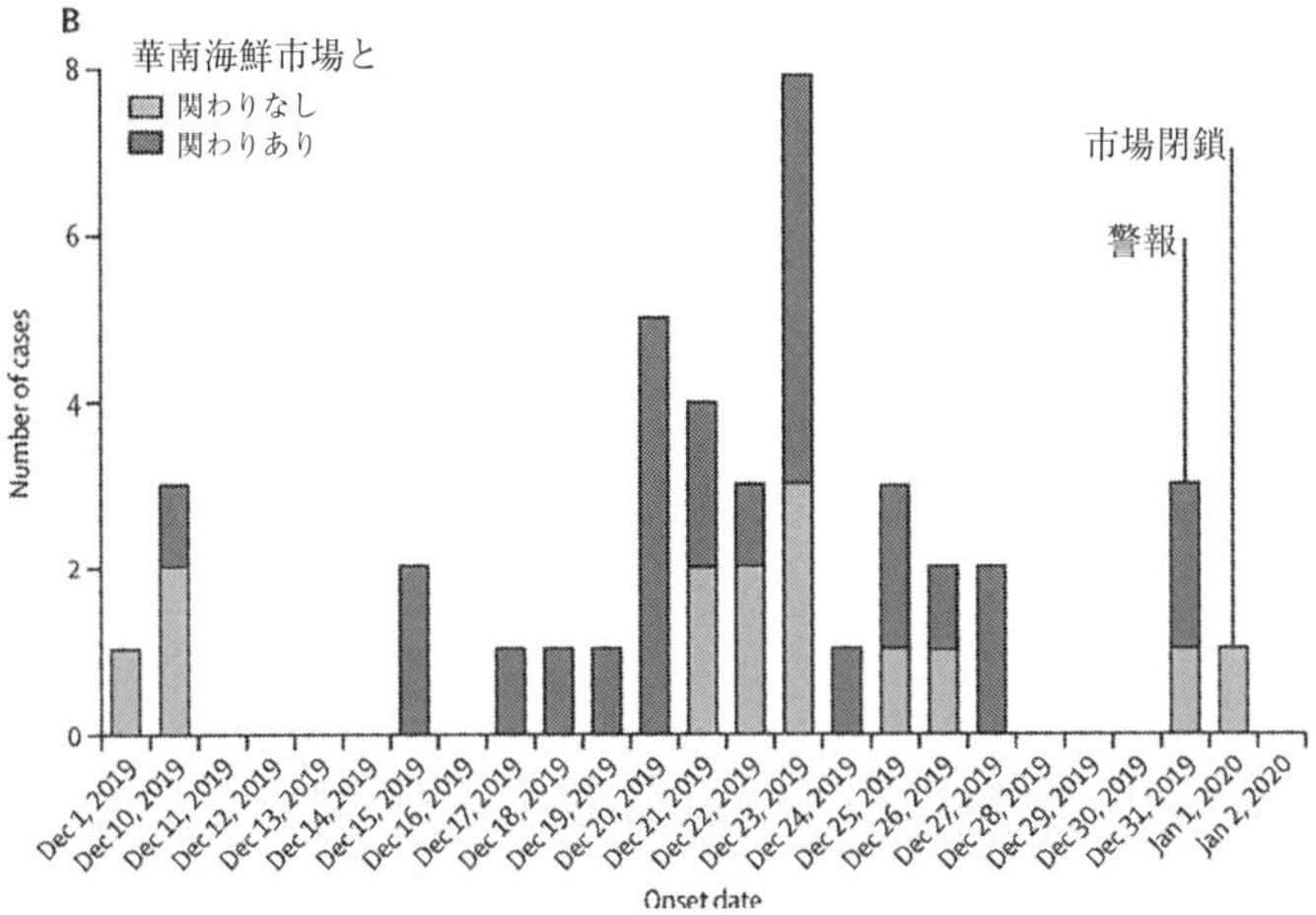

華南海鮮市場と関わりのない患者１－３号。出所：Clinical features of patients infected with 2019 novel coronavirus in Wuhan, China, THE LANCET, 2020.02.15 https://www.thelancet.com/journals/lancet/article/PIIS0140-6736(20)30183-5/fulltext

この経緯から明らかなように、春節前夜（大晦日）という大移動の時期に武漢封鎖という重大な提案を行い、大きな貢献を挙げたのが、鍾南山とその助手役・李蘭娟の功績である。彼らは国家衛生健康委員会に属する「高級専門家」の肩書で行動したが、これは湖北省レベルの衛生健康委員会（ここには省級の感染症専門家がいた）では、感染症のうち「乙類しか扱えない」という規則に縛られていたことも一因である。鍾南山・李蘭娟のチームは、新型コロナウイルスが全国に感染する恐れのある「甲類感染症」扱いとする決断を孫春蘭副首相、李克強首相に求めた。もし鍾と李の判断が即座に採択されなかったならば、第二、第三の武漢が発生したことは確実であり、その意味で、「鍾李高級専門家チーム」の活躍は高く評価されている。

1月19日午後、高級専門家チーム（鍾南山・李蘭娟）は、翌朝李克強首相のもとで開かれた略称・中南海会議（国務院常務会議）に「列席」した。これは非公開で開かれ、李蘭娟が最初に発言した。要点は五つであった。

❶新型コロナウイルスはすでにヒトヒト感染（ヒトからヒトへの感染）が起こり、武漢では医療要員が感染した。これはヒトヒト感染を示す重要なメルクマールだ。「甲類伝染病として管理し、感染者を発見隔離し、疫情を控制すべきである。

❷春節を控えて全国の人口移動がピークに達する。果断な措置を採らなければ、疫情は全国に蔓延する。疫情を武漢で控制せよ。

❸すでに少なからず感染したと思われるので、金銀潭医院だけでは収容しきれない。いくつかの医院を空けて、ウイルス患者の専門医院とすべきだ。

❹細胞因子の特徴を見極め、H７N９治療で効果をあげた「四抗二平衡」策[6]で幹細胞の治療に務め、死亡率を低下させよ。

❺ウイルス、発病のメカニズム、臨床治療の特徴等を研究せよ。

鍾南山、李蘭娟高級専門家チームの貢献

李蘭娟は出席した国家衛生健康委員会・医政医管局の指導者に、北京の首脳部に電話して、ヒトからヒトに感染する「甲類伝染病」として管理するよう求めた。国家衛生健康委員会の指導者はただちに国務院に報告した。高級専門家チームは夜を徹して北京に向かい、当夜24時、馬暁偉・国家衛生健康委員会主任が鍾南山と李蘭娟に会い、報告を受け、20日早朝に孫春蘭副首相（国務院で国家衛生健康委部門を担当）、国務院常務会議へ報告することを決定。

1月20日、全国へ警報が響く。午前8時半、6名の専門家が中南海（北京故宮西隣に位置する中国党政指導部の所在地）に集まり、孫春蘭副首相が専門家の見解を聞く形で開かれた。当日の国務院常務会議にウイルス対策の議題が急遽加えられ、鍾南山と李蘭娟が会議に列席し、専門家としての緊急提案を披瀝した。李克強首相は、国家衛生健康委員会主任と湖北省省長の報告を聞いた後、鍾と李の対策案を聴取した。会議後、新型コロナウイルスを「甲類管理扱い」とすることを決定した。

「甲類管理扱い」とはなにか

中華人民共和国伝染病予防治療法[7]第三条は、伝染病を甲類、乙類、丙類に3区分している（表を参照）。

第四条は、「乙類伝染病に規定された感染性新型肺炎、炭疽の肺炭疽、高病原性鳥インフル

中華人民共和国伝染病予防治療法第三条による伝染病の３区分

甲類	ペスト、コレラ
乙類	感染性新型肺炎、エイズ、ウイルス肝炎、灰白髄炎、感染性高病原性鳥インフルエンザ、流行性出血熱、狂犬病、日本脳炎、デング熱、炭疽、細菌性赤痢、アメーバ性赤痢、肺結核、チフス、パラチフス、流行性脳脊髄膜炎、百日咳、ジフテリア、新生児破傷風、猩紅熱、ブルセラ症、淋病、梅毒、レプトスピラ症、住血吸虫病、マラリア
丙類	インフルエンザ、流行性耳下腺炎、風疹、急性出血性結膜炎、ハンセン病、流行性チフスと発疹熱、黒熱病、包虫症、フィラリア、及びコレラ、細菌性赤痢、アメーバ性赤痢、チフス・パラチフスを除く感染性下痢症

エンザについては、本法に定める甲類伝染病予防防止措置を講じる」「その他の乙類伝染病及び原因不明の伝染病については、本法に定める『甲類伝染病予防防止措置を講じる必要があると認める』ときは、国務院にすみやかに報告し、承認を得た後、公表、実施する」と規定している。「省級（自治区直轄市）政府は、所轄行政区域内において多発するその他の発疹熱について、状況により乙類又は丙類伝染病管理で公表することを決定し、国務院衛生部門に届け出をする」。これが中国伝染病法の規定であり、中国の名だたる官僚機構はこの法律に基づいて活動する。

今回の新型コロナウイルスは当初「原因不明の肺炎」と診断され、その後「新型コロナウイルス」と診断されたが、法律に従えば、これは乙類伝染病であり、湖北省級が処理するタテマエだ。そこで鍾南山・李蘭娟の高級専門家チームの介入により、法律的には乙類に属するが、甲類伝染病として扱う方針を国務院常務会議で決定する手続きが必要とされた次第である。この分類当てはめには実はもう一つの課題が含まれていた。それはこの新型コロナウイルスは単に動物の中間宿主からヒトに感染するだけで、**ヒトヒト感染はないのか**、という疑問である。中国当局が法律的には乙類に属するが甲類管理を行うことを決定した根拠の一つとして、すでにヒトヒト感染が生じている現実を認定したことの意味が大きい。ヒトヒト感染という事実は、武漢市の病院で明らかでありながら、鍾南山の判断が国務院で受け入れられるまでは、ヒトヒト感染は事実として認定されていない点にも注目しておきたい。

ヒトからヒトへの感染の確認、武漢市封鎖へ

1月20日午後、国務院と国家衛生健康委員会は、全国テレビ会議でヒトヒト感染の事実を確認すると共に、今後の対策方針を明らかにした。

22日深夜、杭州の自宅に戻っていた李蘭娟に浙江省衛生健康委員会の張平主任が電話して、武漢から浙江に戻った者が二次感染を引き起こしていると伝えた。李蘭娟は感染拡大の状況を理解して武漢封鎖の必要を感じた。1月24日は大晦日なので、その前に武漢を封鎖せよと提案した。

23日午前10時、党中央、国務院が武漢封鎖を決定した。

31日、李蘭娟は国家衛生健康委員会に対して、武漢へ現地支援に行く提案を再度行った。

2月1日午前11時、李蘭娟は「李蘭娟院士医療隊」を組織し、2〜3時間で感染症科、人工

肝臓、重症医科等10名のチームと30余箱の医療設備制剤等とともに武漢に赴いた。彼女たちは武漢大学人民医院（病院）東院区に配置された。

2月2日、武漢に着いた当時は400名の重症者を治療する予定であったが、これは結果として800名に膨れた。到着した際は、ICU死亡率が8割を超えていたが、H7N9（鳥インフルエンザ）[8]の治療経験を応用して、効果を上げ、8割から15％まで死亡率が下がった。

中国政府の『コロナ白書』

新華社は6月7日、国務院新聞弁公室が編集した『コロナ白書』[9]を発表した。

これは時期を5段階に区分して、中国において新型コロナウイルスがどのように蔓延し、これに対してどのような対策を採ったかについて、経緯をまとめたものである。

第1段階：2019年12月27日～2020年1月19日、アウトブレイクに対する即応
第2段階：1月20日～2月20日、コロナ蔓延を初歩的に止める
第3段階：2月21日～3月17日、新規感染者数を逐次減少させる
第4段階：3月18日～4月28日、武漢防衛戦、湖北省防衛戦で決定的な成果を挙げる
第5段階：4月29日以来、全国の感染をコントロールし、常態化に移行する

中国のコロナ事情について、よく知られていないのは、第1段階（2019年12月27日～2020年1月19日）だ。前項と重なる部分はあるが、この時期について白書から重要な記述を拾って見てみよう。

ここでは、「原因不明のウイルス性肺炎」と認定するまでに、現地病院およびその報告を受けた衛生部門がどのように行動し、それをWHOやGISAID（インフルエンザウイルス遺伝子データベース）に報告した経緯が細かく記されている。これらの記述を素直に読むかぎり、米国が「情報の隠蔽」と非難しているような意図的行為は認められないと著者は考える。

第1段階における中国政府の対応

・1月2日、国家衛生健康委員会が「原因不明のウイルス性肺炎を防ぐ〝三早〟方案」を制定した。中国疾病予防管理センター、中医科学院が湖北省から送られた第一陣4つのウイルス標本《サンプル》〔引用者注：本書21頁参照〕について直ちに病原検査を行う。

・1月3日、武漢市衛生健康委員会ホームページに「原因不明のウイルス性肺炎の情況通報」として44人の患者を掲げた。

国家衛生健康委が組織し、中国疾病予防管理センターなどの4機関でウイルス検査を並行して実施した。国家衛生健康委員会は湖北省衛生健康委員会とともに「原因不明のウイルス性肺炎診療方案（試行版）」等9文書を作成し、配布。この日以来、中国の関係部門は定期的にWHOや関係機関および香港マカオ台湾にコロナ情報を通報した。
・1月4日、国家衛生健康委員会・湖北省衛生健康部門「原因不明のウイルス性肺炎の医療マニュアル」を作成。
・1月5日、武漢市衛生健康委員会ホームページに「原因不明のウイルス性肺炎の情況通報」として59人の患者を掲げた。59例を検査した結果、インフルエンザ、鳥インフルエンザ、アデノウイルス、SARS、MERS等と異なる呼吸器ウイルスであることが判明した。この情報をWHOに通報。
・1月7日、習近平が主宰する中共中央政治局常務委員会会議で「原因不明肺炎」の防疫工作を討論。中国疾病予防管理センター（CDC）[10]が新型コロナウイルスのウイルス株分離に成功。
・1月8日、国家衛生健康委員会の専門家がウイルス株を確認した。中米両国の疾病予防管理センターの責任者が電話で技術交流を話し合う。
・1月9日、国家衛生健康委の専門家がウイルスを新型コロナウイルスと判断した旨報告し、WHOにこの情報を報告。WHOホームページに中国武漢肺炎に関する声明掲載。
・1月10日、中国疾病予防管理センターが、中国科学院武漢ウイルス研究所等の専門機関にPCR検査キットを配布。
国家衛生健康委員会、中国疾病予防管理センター責任者がWHOに情報を伝える。

・1月11日から中国は毎日、WHOに感染状況を伝える。
・1月12日、武漢市衛生健康委員会が『情況通報』の中で初めて「新型コロナウイルスによる肺炎（新型冠状病毒感染的肺炎）」の呼び方を用いる。中国疾病予防管理センター、中国医学科学院、中国科学院武漢ウイルス研究所がウイルス情報をGISAID（インフルエンザウイルス遺伝子データベース）に送り、グローバルな利用に供する。
・1月13日、李克強が主宰する国務院全体会議で「疫情対策（感染予防・治療対策）」を指示。国家衛生健康委員会が会議を開き、湖北省、武漢市の防疫対策を指示。
・1月15日、国家衛生健康委員会が「新型コロナウイルス肺炎診療マニュアル」（第1版）を発表。
・1月16日、PCR検査キットを完成し、武漢市69カ所医院（2級以上）で検査スタート。
・1月18日、国家衛生健康委員会が「新型コロナウイルス肺炎診療マニュアル」（第2版）を発表。
・1月18～19日、国家衛生健康委員会が高級専門家チーム［鍾南山・李蘭娟］を武漢市現地調査のために派遣。19日深夜、高級専門家チームがヒトヒト感染を確認。

（国務院新聞弁公室『コロナ白書』）

これが第1段階（2019年12月27日～2020年1月19日）に行われたことの記録である。

第2段階への移行（2020年1月20日以降）については、中国内外で、多くの報道があるので、ここでは紹介を省く。ヒトヒト感染が確認されることによって初めて、本格的なコロナ対策がスタートした。

WHOとの連携

以上でも見たように、中国は2019年12月31日に患者の存在を報告して以来、定期的にWHOへ情報提供を行っている。

「人民網」は2020年4月14日、WHOの行動タイムラインについて以下のように伝えた。

「1月12日、中国が同ウイルスの遺伝子配列を公表した。14日にWHOの感染症専門家のマリア・ファン・ケルクホーフェ氏は、同ウイルスには限定的なヒトからヒトへの感染がみられ、より広い範囲で爆発的に拡大する可能性があることを認めた。20日と21日、WHOの中国駐在事務所と西太平洋地域事務所の専門家が武漢で短期間の実地視察を行った。22日に視察チームは声明を出し、武漢市にヒトからヒトへの感染が存在した証拠があると発表した。（後略）」[11]

しかし、WHOのパンデミック宣言が出たのは3月11日であり、初動の遅さが指摘されてい

新型コロナウイルスを巡るWHOや中国などの対応

2019年12月31日	中国がWHOに原因不明の肺炎患者を報告
	中国国家衛生健康委員会が専門家を武漢に派遣
	台湾がメールで武漢の肺炎についてWHOに通報
20年1月1日	WHOが原因不明の肺炎への有事対応として危機対応グループを立ち上げ
3日	中国がWHOへの定例報告を開始。米国にも通知
5日	WHOが最初の感染流行情報を発信
9日	中国国営メディアが新型コロナウイルスの検出を初めて伝える
11日	中国がWHOに新型コロナの遺伝子配列情報を提供
20～21日	中国出身者を含むWHOの専門家が武漢を現地視察
28日	テドロス事務局長が訪中し習近平国家主席と会談
30日	WHOが「緊急事態」に該当すると宣言
3月11日	WHOが新型コロナのパンデミック（世界的な流行）を宣言

出所：日経新聞、2020年4月16日「WHOの透明性、調査で保証へ　コロナの初動対応」
https://www.nikkei.com/article/DGXMZO58151590W0A410C2910M00/

る。さらに、テドロス事務局長（エチオピア）の就任時に中国のバックアップがあったり、中国がエチオピアにたいして「一帯一路」の一環で多額の投資をしたりしていることを指して、WHOが「中国寄りだ」と批判されることも多い。実際にトランプ米大統領は2020年5月30日「中国がWHOを完全に支配している」と言い、WHOへの資金拠出の停止を表明した。[12]

中国軍を緊張させた生物兵器テロ疑惑

生物・化学兵器研究の第一人者である陳薇研究員（軍事科学院軍事医学研究院、中国工程院院士）を含む軍の専門家チームの武漢入りは1月26日であった。[13]陳薇は2003年に発生したSARSに関して、「医療分野で貢献をした」ことも『解放軍報』で紹介されている。

『中国科学報』（2月3日付）は、陳薇が新型肺炎について、「最悪の状況を覚悟しなければならない。長期的な防疫態勢が必要」と話したと報じた。これに対して、中国人ネットユーザーの間で「生物兵器テロに遭ったのか」と不安の声が広がった。

陳薇は、中国の工学・技術科学分野における最高研究機関、中国工程院院士で、軍事科学院軍事医学研究院の研究員でもある。陳薇は、エボラウイルス、炭疽菌、ペストなどの分野で研究を行い、中国生物・化学兵器研究の第一人者と目される。

中国版ツイッター微博（ウェイボー）には、ネットユーザーらが「なぜ生物兵器の専門家が武漢市に行ったのか？　本当に生物兵器ウイルスが漏えいしたのか」「なぜこのタイミングで武漢市に行くのか？　陰謀論を信じざるを得ない」「Ｐ４実験室[14]はどうして何も声明を出さないのか」などの書き込みが溢れ、ＳＮＳに真偽不明の情報が乱れ飛んだ。

生物化学戦への対応

武漢で患者が発見されたとき、中国軍は米軍による細菌戦を想起し、直ちに防疫作戦を発動した。彼らは日中戦争時の７３１部隊の秘密作戦を忘れていない。

２０１４年、武漢で旧日本軍が遺棄した化学兵器の移動式廃棄作業が開始され、新華社電は次のように報じていた。

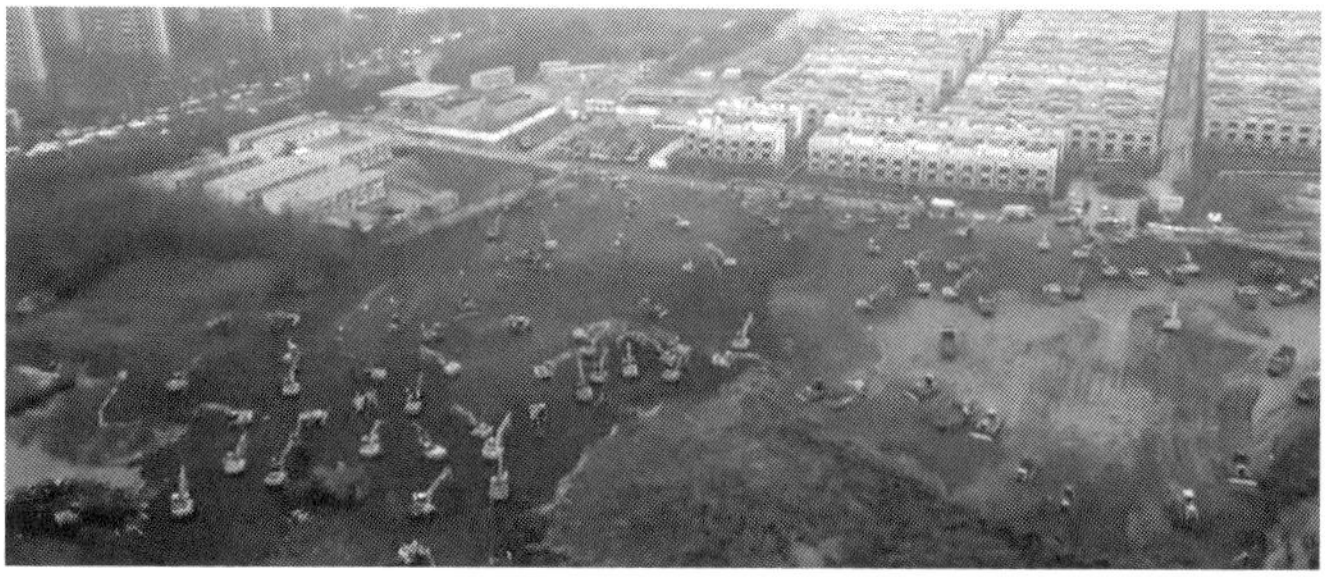

火神山医院の建設
photo by Chinanews.com, Attribution 3.0 Unported（CC BY 3.0）

「（２０１４年）12月23日午前、湖北省武漢市郊外の旧日本軍が中国に遺棄した化学兵器（以下「日本遺棄化学兵器」）移動式処理施設の作業現場で中日両国政府の関係部門責任者が武漢で旧日本軍が遺棄した化学兵器に対し移動式処理施設を利用した廃棄作業を開始すると宣言した。（…）中日双方は２０１０年から武漢に旧日本軍が遺棄した化学兵器の移動式廃棄作業に向けて各項目の準備作業に着手してきた。（…）

日本遺棄化学兵器処理は中日間の重大な歴史遺留問題を解決することであり『化学武器禁止条約』の重要任務を履行することでもある。『化学武器禁止条約』及び中日両国政府の関係忘備録の規定に基づき日本は日本遺棄化学兵器を廃棄する責任を負い、そのためにあらゆる必要資金技術専門家施設及びその他の資源を提供する。中国はこれに対し協力を提供する。

この責任者はさらに次のように指摘した。日本遺棄化学兵器は当時日本の軍国主義侵略者が中国への侵略戦争期間に犯した厳重な罪行の一つだ。**戦争が終結して約70年になるが日本遺棄化学兵器は依然として中国の関係地域の人民の生命と財産及び生態環境の安全に甚大な脅威と危害を与えている。**中国は継続的に日本の投資拡大を促すとともに人員と環境の安全を確保することを前提に廃棄作業の進度を加速し、日本遺棄化学兵器の廃棄を早期に全面的に徹底化する方針を示した。」[15]（強調引用者）

廃棄は2015年7月に終了したが[16]、比較的近年までに日本軍の遺棄した化学兵器が武漢にあったことで、住民等が新型コロナウイルスから日本軍の細菌実験などを連想するなどの、不安を感じても不思議はない[17]。

中国当局は、新型コロナウイルスの感染者が広がった際に「火神山」「雷神山」という名の野戦病院を6～10日間で完成させ、都合2500床を用意する作戦を皮切りに、全国から約4・2万人の医療スタッフ（うち3000名は解放軍の防疫部隊に属する医療スタッフ）を動員した。事前に用意されたマニュアルなしにはとうてい不可能な突貫工事と動員体制であり、中国軍・政府の生物化学兵器戦に対する警戒心の一端が知られる。

コロナウイルスは、宿主コウモリのそれと酷似していた――石正麗の研究

前述のように、中国科学院武漢ウイルス研究所は、1月2日にはすでに新型コロナウイルス

（暫定名称2019-nCoV、のちに正式名称SARS-CoV-2）のゲノム配列を確定し、1月9日に2019-nCoVをGSAID（インフルエンザウイルス遺伝子データベース）に報告した。また復旦大学の張永振教授チームは1月5日に、ゲノム解析に成功している。張永振は1月11日には、WHO（世界保健機関）の世界インフルエンザデータベースにゲノム情報を届け、1月22日には、石正麗チームがbioRxivのホームページに「新型コロナウイルスの発見、およびコウモリ起源の可能性」と題した論文を発表した。[18]

石正麗チームおよび張永振チームのゲノム確認からWHO報告までに数日間を要しているが、その詳細はまだ分からない。ただし、この時間差をとらえて、トランプが繰り返したように、中国当局の隠蔽工作を非難できるかは疑わしい。予想だにしなかった新型コロナウイルスの出現に際して、当事者が右往左往した事態は容易に想定できるし、特にこのウイルスについて生物兵器の可能性を考慮するならば、対策の手の内を敵側に容易に明かすことができない事情も当然考えられる。

いずれにせよ、この新型コロナウイルスはトランプによる中国封じ込めという緊張過程で起こったために、ウイルス情報の米中間の共有化が妨げられたことは明らかであり、この米中「相互不信」構造は、その後、各種各様の陰謀論として双方の「舌戦」を拡大させた。その過程で、中国外交官の強硬なスタンスが時に浮き彫りにされ、映画ランボーもどきの「戦狼外交」とも呼ばれた。

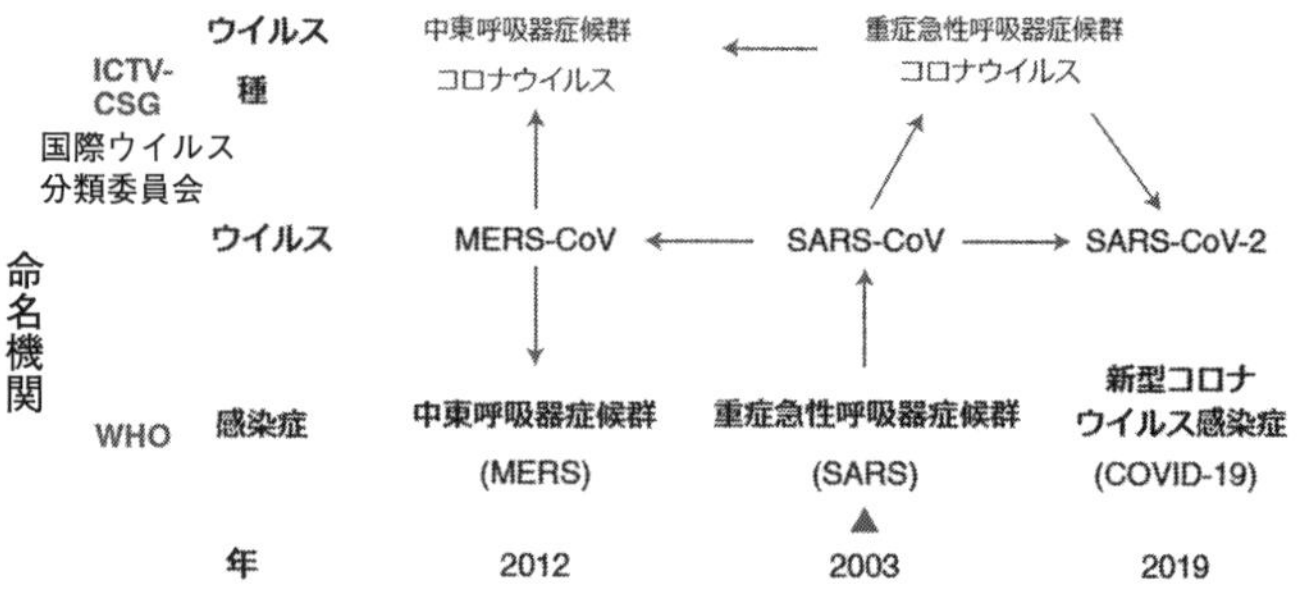

コロナウイルスは7種確認されているが、今回の新型コロナウイルスに近いのは、2013年のSARS1、および2012年にヒトコブラクダを中間宿主とする中東MERSである。

さて石正麗チームの論文は、新型コロナウイルスのゲノムを初めて特定するとともに、コウモリ宿主のウイルスのゲノム配列と95%まで一致することを確認した。この特定が可能となったのは、実は同じ石正麗チームによる先行研究が存在し、２０１７年に発表されていたためだ。その論文とは、２０１７年11月30日付の論文「ＳＡＲＳに関わるコロナウイルスを大量にもつコウモリは、ＳＡＲＳ研究に新局面を開く」である。[19]

石論文によると、ＳＡＲＳウイルスをもつキクガシラコウモリのウイルスが5年前から中国各地で発見された。コウモリウイルス（Bat SARS）は、ＳＡＲＳウイルス（SARS-CoV）とは異なるゲノムを持ち、直接的先祖ではないと考えられてきた。

そうした中で石正麗チームは、雲南省の洞窟に棲むキクガシラコウモリのウイルスを5年間観察した。そして２０１７年暮れに前述の研究成果を発表し、２０２０年初に武漢市で発生した新型コロナウイルスのゲノムが

「SARSのそれと酷似した」ゲノム配列を持つことを突き止めた。

中国におけるコウモリのイメージ

閑話休題。1973年春節前後、私はアジア経済研究所から派遣され香港大学に遊学していたが、銅鑼湾近くの春節特設市場で大いに驚かされたことがある。市場でコウモリが売られていた。愛玩用かと尋ねると、「食う」のだと教えられ、さらに驚いた。

中国では、「四つ足は、テーブル以外は食べる」という俗説がある。飛ぶものは、飛行機以外は食べる、いわんや「蝠（中国語の読みは「fú」で「福」と同じ）を胃の腑に収めれば、「福の到来疑いなし」ではないか、というのだ。酒席での冗談としてわれわれはこれを格好の話題として茅台酒を呑んだ。現在は高級酒だが、当時はジョニーウォーカー黒よりもはるかに安かった。

いまネットで調べると、たとえば広州蝙蝠と〝蝠〟文化の調査といったエッセイから、食文化としての蝙蝠食の研究なども読むことができる。日本の安煙草「ゴールデン・バット」のブランド名としてコウモリが選ばれたのは、旧日本専売公社の「中国市場を獲得する作戦」であったらしい。

2003年のSARS禍以来、とりわけ2020年初頭の新型コロナウイルス騒ぎ以来、コウモリは蛇蝎《だかつ》のごとく嫌われているが、コウモリは宿を提供しているにすぎず、敵ではあるまい。中国当局は野生動物の売買禁止を法律で命じたが、この法律で「蝠を胃の腑に収める」食の伝統が消えるとは思えない。

中国の実験室設備

さて、WHOが制定した「実験室生物安全指針」（Laboratory bio safety manual）に基づいて、各国で病原体の危険性に応じ4段階のリスクグループが定められている。その最高位である「レベル4」の病原菌を扱う実験室は「BSL-4」と呼ばれている。かつては「物理的封じ込め」（Physical containment）と呼ばれ、「P4」ともいわれていたが、「P」が「Pathogen（病原体）」や「Protection level（防御レベル）」などの略とされることもあって混乱が生じた。現在は「バイオセーフティーレベル（BSL）」の用語が用いられている。

前述のように新型コロナウイルスがコウモリ起源であると発表した中国科学院武漢ウイルス研究所は、「レベル4」の安全設備をもつ。

なお、石正麗研究員はフランス・パスツール研究所に留学したことから、中国科学院が武漢ウイルス研究所に「レベル4」の実験室を設けた際には、パスツール研究所の指導を得て開設がなされた。後述するような、武漢ウイルス研究所からのウイルス漏洩疑惑で主張されるような杜撰《ずさん》な管理はないと、フランスの専門家が保証している。

さらに石正麗チームは、感染症研究で著名なカリフォルニア州ノースカロライナ大学とも共同研究を行っていた。ノースカロライナ大学との共同研究は、石正麗チームの持つコウモリウイルス情報を米国側が欲したためと見られる。パスツール研にせよ、ノースカロライナ大にせよ、感染症研究では国際的共同研究が頻繁に行われている。これらの現実が逆に、陰謀シナリオの書き手によって、似て非なるストーリーをでっち上げる口実として利用されている。[20]

中国では「産学連携」活動にともなう「校弁会社」(大学発ベンチャー)の活動が盛んで、[21]中国科学技術部火炬(タイマツ)センターが推進する「ハイテクパーク」政策がすすんでいる。その規模は、全国114か所、従業員数1460万人、総生産高は186兆円に上る。[22]さらに中国には「科学技術推進法」という法律があり、その第59条で「国が科学技術の経費に投入する財政資金の増加額は、国家財政における経済収入の増加幅を超える」と決められている。[23]よって、国家主導で潤沢な予算が割かれ、例えばDNAシーケンサー(遺伝子分析装置)の設置数、利用数ともに世界一となっている。

激化するワクチン開発競争では中国がリード

世界で、新型コロナウイルスのワクチン開発研究の拠点は、アメリカ、ドイツ、そして中国の順となっている。

2020年6月現在、ワクチン開発競争は「米ソ間スプートニク競争に似た熱気である」(this generation's Sputnik moment)と報じられている。[24]

新型コロナウイルスワクチン製造に取り組んでいる企業は、WHOによると世界に130社あるが、臨床試験段階に進んでいるのは10社にすぎない。そのうち半分は中国である。[25]

ワクチン開発の一番乗りとして、中国で最も有力なのは、陳薇少将（女性）指導下の軍事医科学院と組んで開発しているカンシノ・バイオロジクス（康希諾生物股份公司、CanSino Biologics）だ。[26] 同社は500名を対象としてフェーズⅡの臨床実験中であり、[27] すでにカナダとワクチン製造の契約を結んだ。[28]

同じく中国の統合型バイオ医薬品企業であるシノバク・バイオテク（科興控股生物技術有限公司、Sinovac Biotech Ltd.）は、7月にブラジルで9000名のボランティアを募り、フェーズⅢの臨床実験を行う契約を結んでいる。ブラジルはその代償としてワクチン製造の許可を得る。

オックスフォード大学とスウェーデン企業の合作したアストラゼネカ（AstraZeneca）は、ブラジルで2000名のボランティアを対象に臨床実験中である。ケンブリッジ市に拠点をおく米ワクチン企業モデルナ（Moderna, Inc.）は、7月に米国内で3万人を対象としたフェーズⅢの臨床実験を計画している。

ノーベル賞を狙う中国

余談になるが、中国がいま「ノーベル賞級の研究」に熱を上げている一端を紹介しておきたい。２０１９年10月29～31日、上海市当局は世界ノーベル賞受賞者フォーラム（世界頂尖科学家論壇、World Laureates Forum）を開いた。[29] この会議に参加していた２０１２年の物理学賞受賞者で量子コンピュータの理論的基礎を解明したフランスのセルジュ・アロシュ教授は、グーグルの開発した量子コンピュータ「シカモア」への疑問をこう述べた。

「一つの困難は量子干渉だ。量子システムは極めて脆弱であり、容易に破壊されやすい。エラーに対する修正が必要であり、エラーを発見し修正する作業が必要だ。これまでのところ、効果的なやり方はまだ発明されていない。グーグルが試みたのは、エラー修正抜きで、限られたパーティクルでの計算を試みたにすぎない。量子コンピュータは、まだ祝福できる段階まで到達していない。」

上海発の冷静なコメントは、日本の主流メディアが絶賛記事を書いているのと対照的であり、私は深い印象を抱いた。

このノーベル賞ＯＢ会議からも推察されるように、国家主導で潤沢な予算が割かれ、整備された研究環境が、迅速な発生源の特定、ワクチン研究のリードにつながっている。長らく日本の科技政策に関わり、予算配分の責任者を務めた沖村憲樹が著者に「日本の科学技術は中国に敗れた」と述懐したのは、数年前のことだ。

コロナウイルス陰謀論

こうして石正麗チームは、豊富な研究予算を追い風として、ＳＡＲＳ禍が忘れられた頃、その研究成果を２０１７年暮に発表した。そして２０１９年暮、前回の広州市とは違って、今度は武漢市で発生した新型コロナウイルスのゲノムが「ＳＡＲＳのそれと酷似している」ことを突き止めた。２０２０年1月23日、石正麗チームが「宿主はコウモリ」と論じたことを受けて、英『ネイチャー』誌は、蛇毒説やハクビシン（果子狸）、タケネズミ、穿山甲《センザンコウ》、等を退け、「コウモリ説が最有力」と報じた。

しかしながら、これに対して真っ向からその成果を批判するだけでなく、新型コロナウイルスは石正麗のウイルス研から流出したと非難するブログが複数登場した。[30] それらは一見、科学的批判を装っているため、これに惑わされた人々も少なくないようだ。「新型コロナウイルスは生物化学兵器だ」という、いわゆる「陰謀論」の数々がＳＮＳを通じて世界に拡散し、インフォデミック（情報の世界的拡散）をもたらした。本章ではその原型として武小華による石正麗批判を取り上げる。[31]

この「インフォデミック（infodemic）」という新造語は、ＷＨＯが「現状は警戒レベル最高度のパンデミックと呼ぶよりは、根拠のない情報が拡散するインフォデミックだ」と解説したところから、流行語となった。実際、有効なワクチンや治療法なき隠れたウイルスの脅威は、人々を不安にさせるに十分だ。

人々が不安をSNSで発すると、メディアがこれを拡散し、怪しげな自称科学者がこれを裏付け、デマ情報があたかも真実であるかの装いをこらして世界を飛び回る。フェイクニュースが満天に飛ぶ姿は、まことに現代的な風景となっている。

具体的には、石正麗チームの報告を受け、中国国内では三つの系統のデマが流れた。

一つは、武漢ウイルス研究所が管理を過ち、流出させた説。もう一つは、武漢ウイルス研究所（あるいはそこにもぐり込んだスパイ）が流出させた陰謀説。最後は、これを奇貨として中国軍が生物化学戦の予行演習を試みた陰謀説である。

これらのデマ情報が主流メディアに大きく書かれることはなかったが、中国に反感を持つ個人のブログなどでは繰り返し、尾ひれをつけて、知ったかぶりの自称評論家たちによって、書き続けられた。その書き手を逆に辿ると、陰謀論の源流が浮かぶ。

2020年2月6日、肖波濤教授（華南理工大学生物科学・工程学院）が「在全球学術社交網站（*ResearchGate*）」（科学者・研究者向けのソーシャル・ネットワーク・サービス）に解説文を投稿して、❶新冠病毒の遺伝子配列は、CoVZC45［コロナ・ウイルスZC45型の意］冠状病毒に酷似すること、❷宿主コウモリが発見された雲南や浙江から、武漢市華南海鮮市場までは900キロあり、人口密集地までコウモリが飛来する可能性は低いこと、❸「コウモリを当地・武漢では食しない」ことを指摘した。その上で、❹武漢の実験室から海鮮市場までは12キロにすぎないこと、海鮮市場から280メートルのところに、武漢ウイルス研という、研究目的で動物を扱う場所があること、かつて湖北・浙江から実験用コウモリを調達していたこと、等を記した。

これは華南海鮮市場と武漢病毒研との2地点を結ぶことで、「病原＝犯人探し」を煽《あお》る結果となった模様だ。肖波濤教授に悪意があったとは思えないが、いくつかの「仮説的記述」が悪用されていった。

陰謀論の一例とその応酬――自称・武小華による石正麗批判

新型コロナウイルスは当初、武漢市内の華南海鮮批発市場から感染したと判断され、武漢市当局は、2020年1月1日に同市場を閉鎖した。ところが患者を実際に診療した報告が1月22日に英医学専門誌『ランセット』（電子版）に投稿されるや、これらの感染者が同市場とは無関係であることが確認されるとともに、コウモリ等の動物からの感染ではなくヒトヒト感染であることが明らかになった。動物からの感染ではなく、ウイルスがすでに変異し、ヒトからヒトへ感染する能力をもつという分析は、関係者に衝撃を与え、そこから、中国国内でもウイルス研究者あるいは研究機関に対して疑惑が向けられ始めた。

それを象徴するのが、石正麗チームの実験室のあり方に対する、アメリカ在住の同業の研究員を自称する「武小華名義の告発」である。自称・武小華は攻撃の焦点を石正麗個人にしぼり攻撃し、ウイルス禍は彼女の落ち度によるもの、中国当局は関わっていないとする。このあたりの芸の細かさが陰謀論の陰謀たる所以である。

具体的に「告発なるもの」を一瞥《いちべつ》しておく。長くなるが引用する。内容の大部分は石正麗論文を引き写したものである。


石正麗よ、お前が公開したデタラメを、私・武小華が暴露する。

(SARSウイルスの)表面にはキノコ状突起がある。これをSタンパク質と呼ぶ。このタンパク質は重要で、ヒトからヒトへ伝えるか否かのカギになる。コウモリのウイルス、すなわちSタンパク質はヒトに伝えられない。もし伝えられるならば、一匹のコウモリで、数万人が死ぬ。しかしながら、ウイルスは何万年も生きて、たえず宿主を変えて変異を続けてきた。コウモリからヒトへ、ウイルスはヒトのタンパク質情報をたえず獲得して、少なくとも1万年以上を要して生きたウイルスにより、タンパク質情報を獲得してきた。コウモリはペットではないので、血液、体液からヒトのタンパク質情報を得ることはできない。ネコはエイズに感染する。しかしヒトと濃厚接触するだけでは、猫のエイズ・ウイルスはヒトに感染しない。


では、コウモリのもつ今回の変異ウイルス(2019-nCoV)は、どのように生まれたのか。

一つは、自然変異の場合である。新型コロナウイルス(2019-nCoV)は、たとえば「果子狸」(果物を主食とするタヌキ)が中間宿主だとしても、ヒトに感染する環節が欠けているので、高福（院士、中国疾病予防管理センター主任）は、コウモリから変異した可能性を追求した。高福はコウモリにも環節が欠けているため、結局、自然変異説は排除される。この可能性はない。[32]

もう一つは、実験室におけるゲノムの修正である。高福主任が中間宿主をコウモリとしたのはなぜか。唯一の根拠は、コウモリ・ウイルスのデータベースだ。石正麗研究員のデータベースには、50以上のコロナウイルスがあり、これに基づいて、高福はコウモリを宿主と認定した。では紫色のキノコのSタンパク質を人為的に置き換えることは可能だろうか。中国で生物を専攻する院生の80％なら、誰でもできる技術である。

では、ウイルスはどのように伝播したのか。Sタンパク質のウイルスは、実験用のラット、大ネズミ、サルと宿主を代えて、❶飛沫《ひまつ》伝播や❷血液伝播（たとえばエイズのように）を通じて、あるいは❸肝炎のように母子間で、という三つの経路で伝播される。石正麗も論文筆者の一員である英『ネイチャー』論文は、この過程をまとめたものと見てよい。[33]

この、2015年に著名な自然医学電子ジャーナルに発表された論文の主な筆者は、中国科学院武漢ウイルス研究所（武漢大学ウイルス研究所兼任）教授の石正麗であった。この論文は、コウモリのSタンパク質のヒトの受容体＝ACE2が開いてウイルスが人類に感染したと主張した。遺伝子組み替えの技術を用いてコウモリのSタンパク質とラットのSARSウイルスを組み込み、得られた新ウイルスは人体のアンデオテンシンをACE2と結合し、人類の気道にある細胞に感染するので毒性は大きいと述べた。石正麗チームは次いでサルを用いて実験し、人体への効果のシミュレーションとした。この実験は米医学界で論議を呼び、専門家デクラン・バトラー（Declan Butler）は『ネイチャー・メディシン（*Nature Medicine*）』で、この実験はリスクが大きく、意義なしと酷評した。

　当時石正麗チームは、米ノースカロライナのチームと合作していたが、２０１４年米国疾病予防管理センター（ＣＤＣ）は、このウイルスが生物兵器に用いられる危険があると警戒して、資金をストップした。そのリスクについては、次の論文[34]が詳しい。

　ここで私は石正麗研究員に質したいが、石チームの実験室員は、2019-nCoV のオリジナルウイルス、すなわちコウモリを宿主とするウイルスサンプルとそのデータベースをもっており、**それを改造して2019-nCoV とする方法を習得している**。［引用者注：長々しい引用中のこの一句が誣告のキーワードである］この新ウイルスは、本来最高級の安全を確保する実験室（レベル４）で保存するか、あるいは永遠に破棄するかしなければならない。不幸なことに、ウイルスは流出し、何万人ものが感染し、数百人が死亡した。

　最後に、石正麗よりも10倍、百倍の大胆さをもって言う。ウイルスを社会にまき散らすという人類に反する罪は、科学に携わる者が決して行ってはならないものだ。第二に、これは中国当局の陰謀ではない。このプロジェクトは、２０１４年に米国の資金援助で始まったものであり、米国が停止を呼びかけたら、停止すべきものだ。何人もいかなる機関も、そこから利益を得るべきではない。ことは人類の運命に関わるからだ。
（2020年2月4日、中国のSNS、WeChat（微信）に掲載。）

このように、「自称・武小華」は攻撃の焦点を石正麗個人にしぼり、ウイルス禍は彼女の落ち度によるもの、中国当局は関わっていないとする。このあたりの芸の細かさが陰謀論の陰謀たる所以である。

新型コロナウイルスの形状

さて、この武小華が言うような批判は正しいのだろうか。

新型コロナウイルス（SARS-CoV-2）などのコロナウイルスは、脂質二重層と外膜タンパク質からなるエンベロープ（外膜）でウイルスゲノムRNAが囲まれている。新型コロナウイルスは、エンベロープに存在するSpikeタンパク質（Sタンパク質）がヒトの細胞膜の受容体（ACE2受容体）に結合して、ヒトの細胞への侵入を開始する。

東京大学医科学研究所は、「アジア感染症研究拠点の井上純一郎教授と山本瑞生助教は、新型コロナウイルス感染症（COVID-19）の原因ウイルスであるSARS-CoV-2が細胞に侵入する最初の過程であるウイルス外膜と細胞膜との融合を、安全かつ定量的に評価できる膜融合測定系を用いて、セリンプロテアーゼ阻害剤であるナファモスタットが、従来発表されている融合

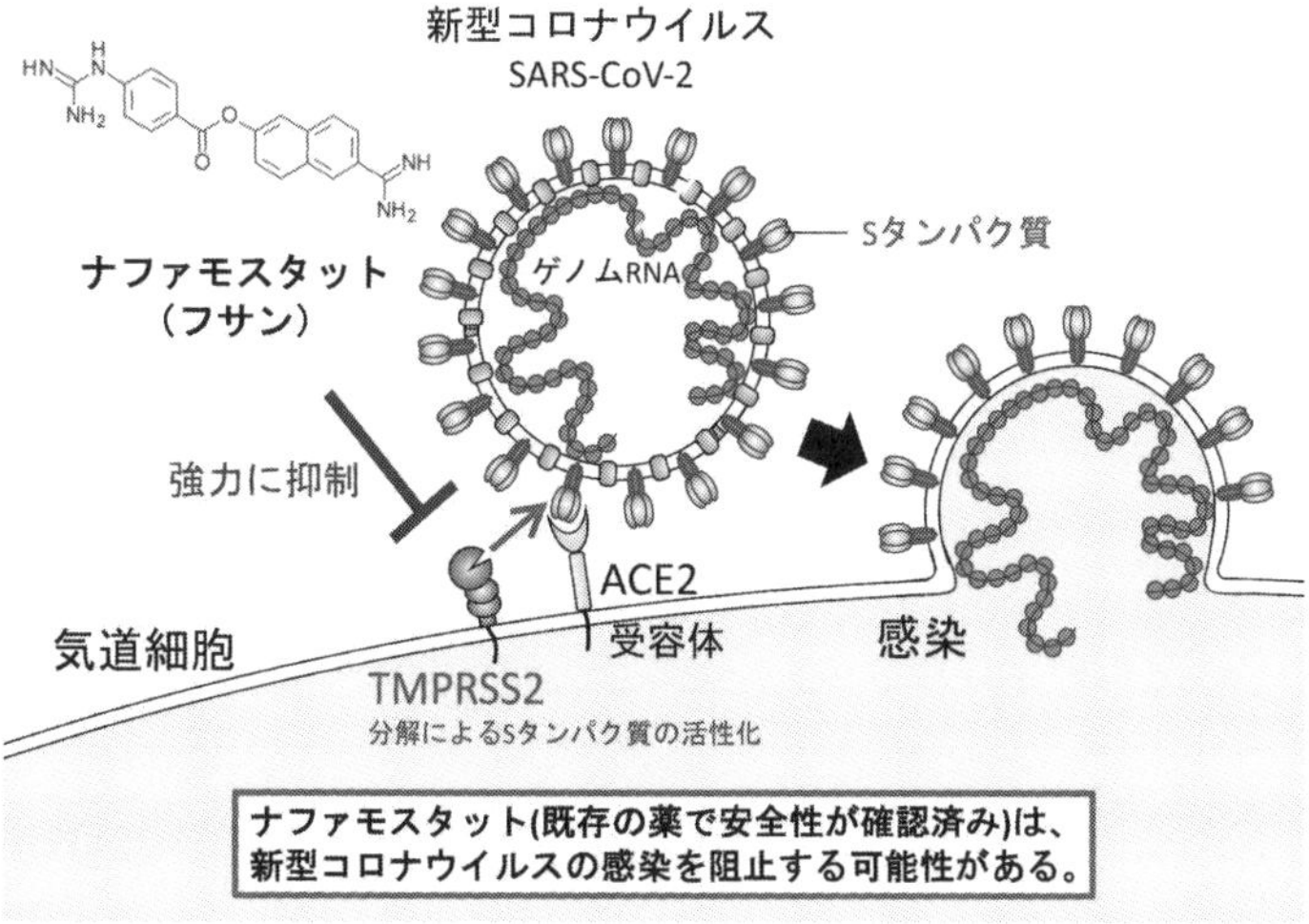

出所：「新型コロナウイルス感染初期のウイルス侵入過程を阻止、効率的感染阻害の可能性がある薬剤を同定」東京大学医科学研究所 https://www.ims.u-tokyo.ac.jp/imsut/jp/about/press/page_00060.html

阻害剤に比べて10分の1以下の低濃度で膜融合を阻害することを見いだした」と発表した。[35] このように、コロナウイルスがどのようにヒトの細胞膜に侵入するかのメカニズムの研究によって、この侵入を遮断するワクチンの製造が可能になる。

反対に、石正麗が受容体に応じた「Sタンパク質の改変を行った」、というのが武小華の告発であった。この誣告は典型的なデマ作りである。9割以上は石正麗論文を引用しつつ、ゲノムの改変の一句を挿入する。

武漢ウイルス研究所に所属する研究者の実名を騙る「なりすましブログ」や「武小華名義」の告発は1月末に中国内外のSNSを通じて爆発的に広がり、攻撃目標とされた石正麗は、ついに2月2日声明発表を余儀なくされた。

曰く、「2019年の新型コロナウイルスは大自然が人類の非文明生活に与えた懲罰である」「私石正麗は、命を賭けていう、わがウイルス実験室とは無縁である」「悪質なメディアでデマを流す者よ、臭い口を閉じよ」と。その激しい口調は、彼女に向けられた悪口の厳しさを反映したものであろう。2月5日、石正麗は「財新」記者の取材を受け、「国の関係部門が調査して、わが研究チームの潔白を証明してほしい」と訴えた。

しかし、石正麗の訴えをあざ笑うかのように、武小華を名乗る匿名の攻撃はやまなかった。一連の攻撃には情報工作者特有の組織性が見られる。すなわち石論文を長々と紹介しつつ「ゲノム改造」や「自然変異ではない」の一句を挿入するやり口だ。武小華のデマは続く。


「ネズミと霊長類の間には、タンパク質が関与しており、これを媒介して初めてヒトに移る。すなわち霊長類のある種のタンパク質がネズミの体内で改造される。これは実験室で改造でき、複雑な技術を要しない。多くの薬物実験で可能だ。」

「石正麗の用いた実験動物類にネズミや霊長類があるかどうかで分かる。次に実験室から生物の排泄物がなぜ生まれたか。これは管理不備の問題だ。一部の実験室は実験動物の管理がデタラメだ。たとえば犬をペットにしたり、野良猫がかわいそうだと養ったり、ということが協和医学院であった。」

石正麗を攻撃する自称「武小華」が挙げている具体的な記述をみると、事情に通じた者からの情報をもとに陰謀論が作られていることは明らかだ。歴史と権威のある『ランセット』誌がウイルスの自然変異という特質を指摘して、陰謀論に根拠なしとする世界科学者による専門家声明を急遽発表したのは、パンデミックがインフォデミックを通じて世界に混乱を与えることを深く憂慮したからであろう。

新型コロナウイルスは、自然に存在するウイルスが変異して「ヒトからヒトへ」感染したものであったが、中国側がこの事実を確認したのは、前述のように「高級専門家チーム」と呼ばれるＳＡＲＳ専門家・鍾南山の見解が中枢部を動かしたからであった。

武漢封鎖に到るまで、真偽とりまぜたＳＮＳ情報は中国内外を飛び交い、これに乗じて、陰謀論は人々の恐怖心をいよいよ煽り立てた。

日本でも、本庶佑・京都大学特別教授の見解が偽造され、インドやナイジェリアのサイトに掲載された。「京都新聞」（4月30日）は以下のように伝えている。

「新型コロナウイルスの起源についてノーベル医学生理学賞受賞者の本庶佑・京都大特別教授が述べたとする虚偽の見解が海外で報道されているとして、本庶特別教授は30日までに、『根も葉もない主張がまかり通ることは、極めて危険で破壊的』と報道内容を否定する声明文を京大のホームページ上で公開した。

問題の見解は4月下旬、インドやナイジェリアなどのニュースサイトに掲載された。本庶特別教授が『新型コロナウイルスは人工的に中国で製造された』などと述べたと報道されている。

本庶特別教授は声明で『私と京都大学の名前が、偽の告発と誤った情報を拡散するために使用されていることに、私は非常に驚いています』と報道された見解が虚偽であると主張。『私たちのあらゆる努力を、病気を治療し、悲しみが今以上に広がることを防ぎ、新たなる時代への計画を立案することに傾注しなくてはならないのです』『私たち人類が達成しうる最高の目標に、目を向け続けていこうではありませんか』と呼び掛けた。」[36]

ファクトチェックの試み――各種ウイルスの家族関係を示唆する郁文彬の研究

陰謀論が続出する悪しき風潮を、真実を対置することによってくい止めようとして誕生したのが、「事実をチェックする」試みだ。インターネットを活用して、真偽を腑分けしているサイト「FactCheck.org」から3例を簡単に紹介する。[37]

1月24日付解説は、ウイルス陰謀論批判の嚆矢である。コロナ肺炎の大流行以来、フェイスブックやツイッターでデマ情報が溢れるようになった。その典型はウイルスが自然変異ではなく、実験室で人工的に作られたというデマ情報だ。同日の解説ではそれを否定した。

さらに2月7日付解説は、ウイルスが「遺伝子組み換えにより人為的に作られた」説を根拠なしと斥けた。

そして2月21日の解説は、「ハーバード大学のチャールス・リーバー教授がFBIに逮捕された」というデマを否定したものである。同教授はナノ科学者だが、中国の人材養成計画に協力した中国のスパイだとするデマが根拠のないことを解説している。

さて、コロナウイルスが人工的に作られた生物兵器だとするデマに対する最良の批判は、これほど**致死性が低く、感染性が高い**ウイルスは、もし兵器の性能から評価するならば、「**最も効率の悪い、最悪の兵器だ**」というコメントに尽きるであろう。

生物兵器説を厳しく斥けたのは、ロンドンとニューヨークに編集部を持つ、世界でも高名な医学専門誌『ランセット』(20年2月2日付、電子版は2月7日付)での世界の感染症専門家による声明である。

この専門家声明は、「このウイルスはコウモリ起源の**自然変異**による」との見解に立つ。それゆえ新型ウイルスは「**遺伝子組み換えで加工**されたもの」とする前提を誤りだと否定し、さらに、「折からの陰謀論(conspiracy theories)」を強く非難した。すなわち、新型コロナウイルスは自然変異によって生まれたものだ。遺伝子操作の形跡、ゲノム操作の形跡はないから、これは生物兵器ではない、と説明した。

世界12カ国の感染症専門の研究者たちが「政治的陰謀」を批判するのは異様な事態ではある

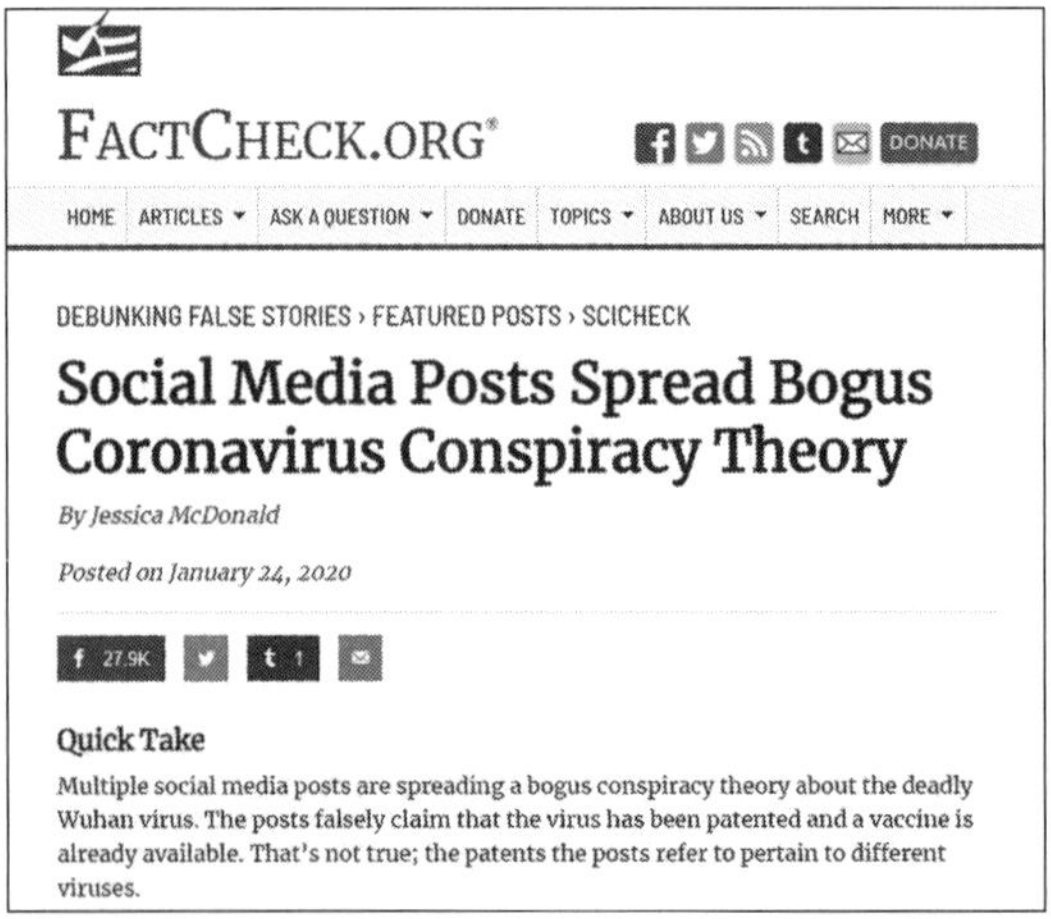

FACTCHECK.ORG®

DONATE

HOME ARTICLES ASK A QUESTION DONATE TOPICS ABOUT US SEARCH MORE

DEBUNKING FALSE STORIES › FEATURED POSTS › SCICHECK

Social Media Posts Spread Bogus Coronavirus Conspiracy Theory

By Jessica McDonald

Posted on January 24, 2020

f 27.9K t 1

Quick Take

Multiple social media posts are spreading a bogus conspiracy theory about the deadly Wuhan virus. The posts falsely claim that the virus has been patented and a vaccine is already available. That's not true; the patents the posts refer to pertain to different viruses.

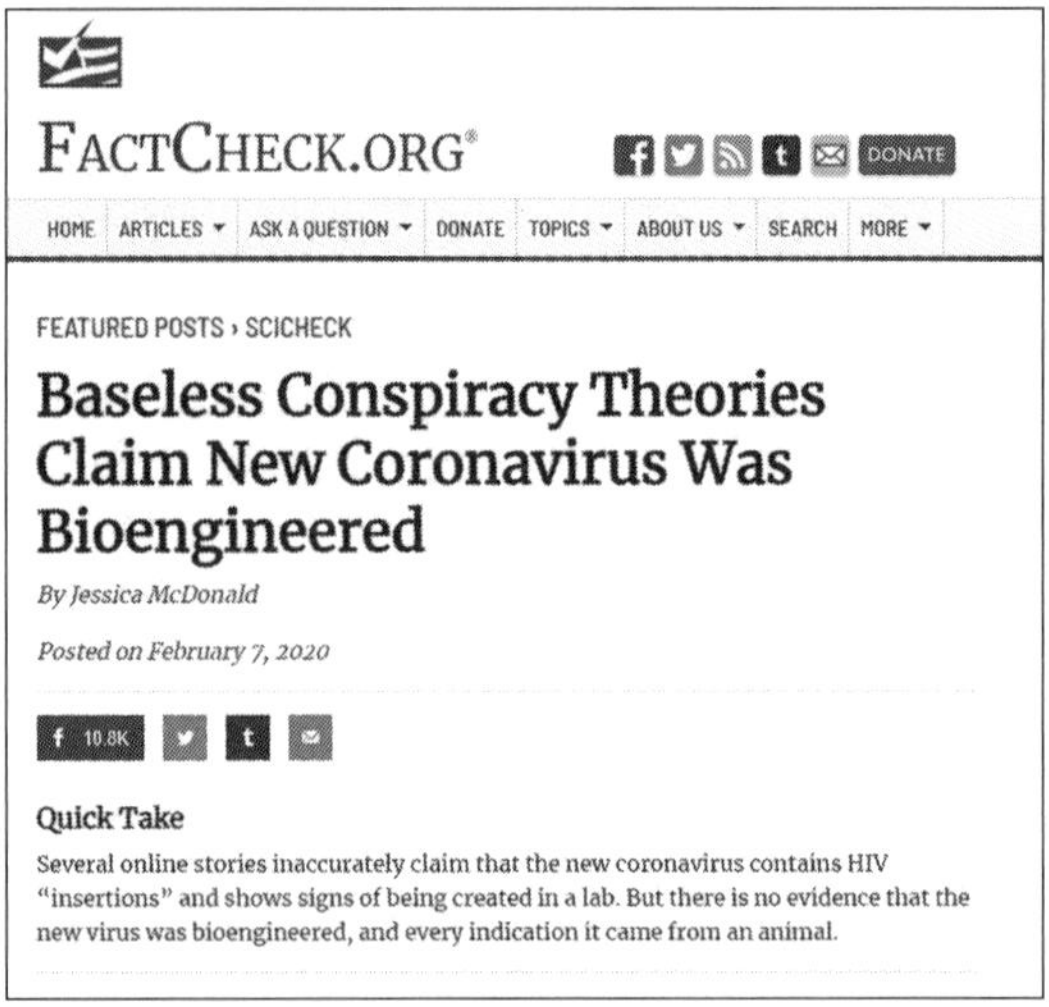

FACTCHECK.ORG®

DONATE

HOME ARTICLES ASK A QUESTION DONATE TOPICS ABOUT US SEARCH MORE

FEATURED POSTS › SCICHECK

Baseless Conspiracy Theories Claim New Coronavirus Was Bioengineered

By Jessica McDonald

Posted on February 7, 2020

f 10.8K t

Quick Take

Several online stories inaccurately claim that the new coronavirus contains HIV "insertions" and shows signs of being created in a lab. But there is no evidence that the new virus was bioengineered, and every indication it came from an animal.

上　1月24日付解説 https://www.factcheck.org/2020/01/social-media-posts-spread-bogus-coronavirus-conspiracy-theory/　のスクリーンショット
下　2月7日付解説 https://www.factcheck.org/2020/02/baseless-conspiracy-theories-claim-new-coronavirus-was-bioengineered/　のスクリーンショット

まいか。それほどに陰謀論が跋扈《ばっこ》したのだ。この陰謀論はＳＮＳ無責任情報の氾濫と並んで空前のインフォデミックを作り出し、各国の政治、世論もこれに翻弄される始末であった。

各国で異なる新型コロナウイルスのゲノム

グローバルなポータルサイトＧＩＳＡＩＤ（インフルエンザウイルス遺伝子データベース）に登録された「12カ国93のウイルスサンプル」を材料として、ゲノム解析から伝染経路と拡散のルートを追求する試みは、世界各国の研究者によって行われている。

その中でも、中国科学院シーサンパンナ熱帯植物園のゲノム研究者・郁文彬《ユイウェンビン》チームの研究を紹介したい。

彼らは93サンプルに含まれた58種のハブル型[38]ゲノムを解析し、その結果をＡ＝雲南型、Ｂ＝米国型、Ｃ＝中国湖北、Ｄ＝中国浙江、Ｅ＝米・広東型の５類に分類した。

Ａ型には古株のＨ１、Ｈ３、新株ＨＳ、ｍｖ２が含まれる。武漢・華南海鮮市場の新型コロナウイルスは、他地域から伝染して市場内で蔓延し、市場外に出た。１２０の変異点に着目すると58種のゲノム類型が得られ、変化の過程を知ることができる。Ｈ13とＨ38は比較的古い型である。中間キャリア（ｍｖ１、同じ祖先か中間宿主）とコウモリ・コロナウイルスとが作用してＨ３からＨ１が派生した。

海鮮市場とかかわる患者は、いずれもＨ１、あるいはそこから派生したＨ２、Ｈ８～12であ

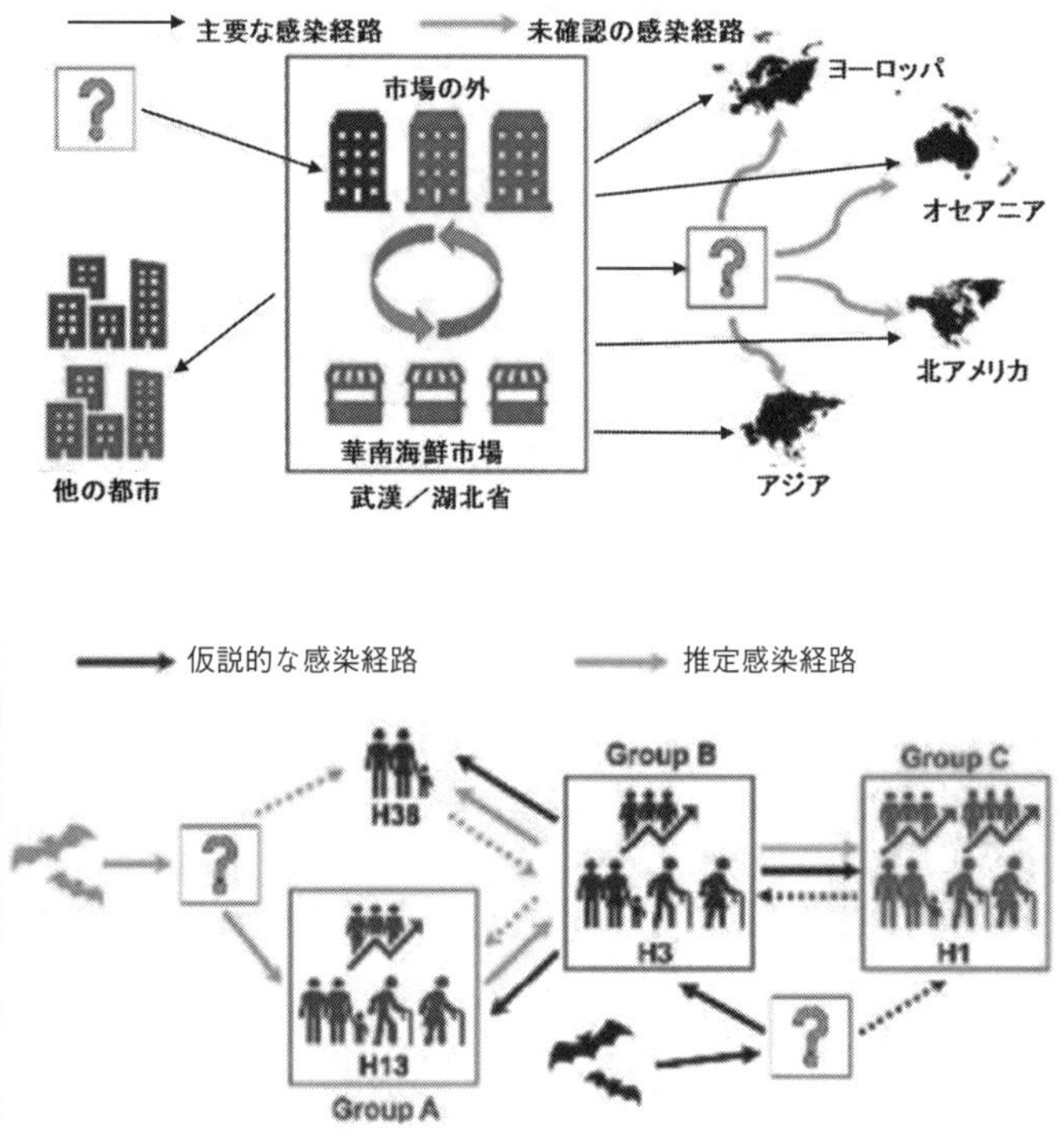

郁文彬チームの研究（感染経路）

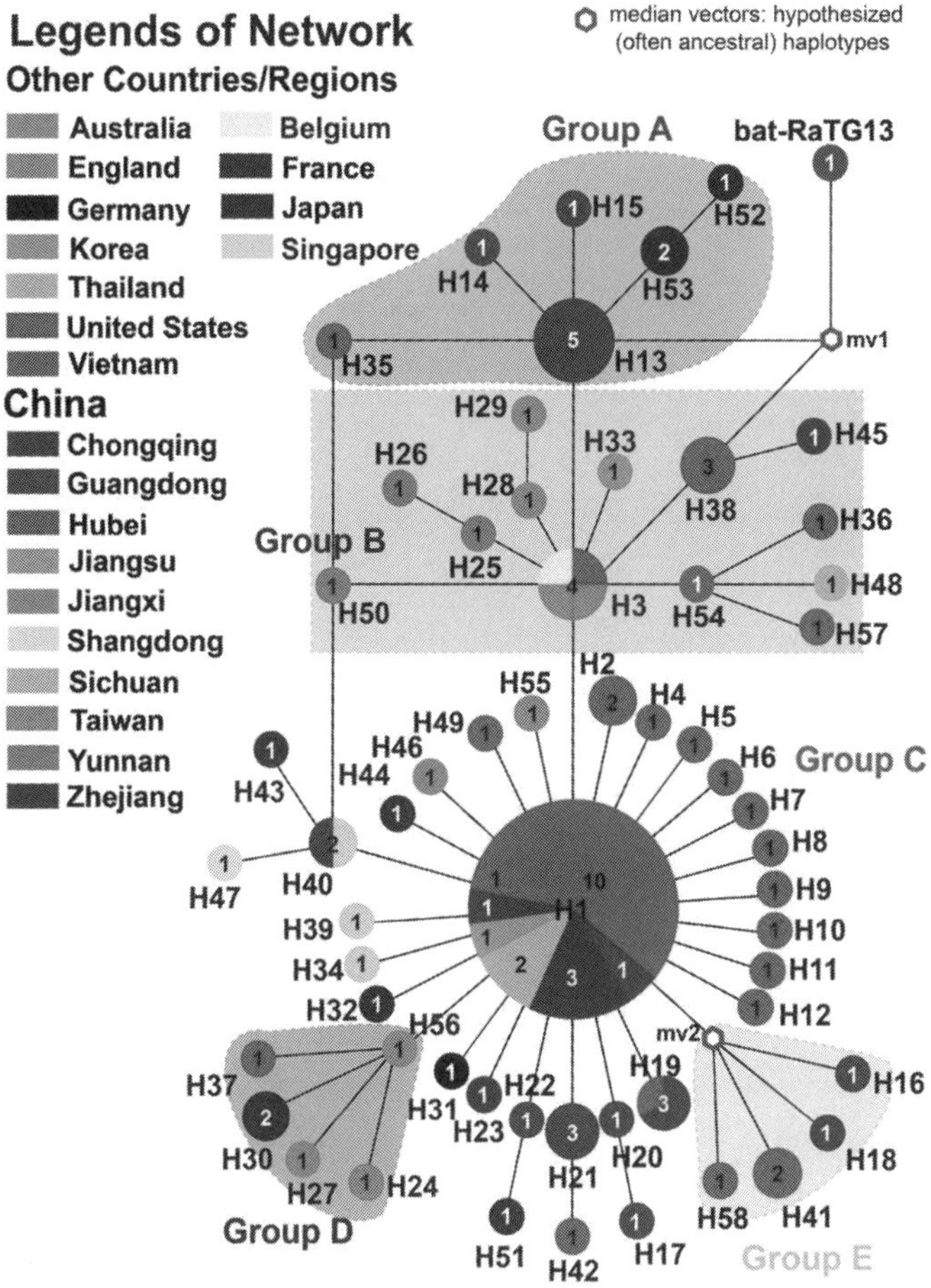

郁文彬チームの研究（系統樹）

る。武漢サンプルH3は海鮮市場とかかわりがなく、他地域から伝染した。発病時間と拡散時間から推断すると、海鮮市場はウイルスの発生地ではない。古株のH13は深圳の患者（広東1号）から、H38は米国ワシントン州の患者（米国1号）から、10年2月末から20年1月初め、武漢の家族を訪ねて感染した。現有の武漢サンプルには、H13とH38はない。

59ページ図は、ゲノム解析に基づき、郁チームがウイルス株の系統樹、ファミリー関係を描いたものだ。グループA（雲南）とB（米国）は第1世代。C（湖北）はAB第1世代の子＝第2世代。D（浙江）、E（米・広東）は第3世代としてCから生まれ、第1世代ABの孫に当たる。中国で採取されたウイルスはすべてC家族である（CDE）。米国で採取されたウイルスはABCDEすべてを含む。

この系統樹から何を読み取ることができるのか。

郁文彬チームは必ずしも踏み込んでいないが、この図から大胆に、「米国で採取されたウイルスはABCDEすべてを含む」、ゆえに、新型コロナウイルスの母体であり、「中国で採取されたウイルスはすべてC家族である（CDE）」ことからして、発生源は米国とする解釈が一部で行われている。その科学的論証は今後を待つ。

新型コロナウイルスはL型とS型に大別できる

郁文彬のチームより少し遅れて、3月3日、北京大学生命科学学院バイオ情報センタータンパク質植物ゲノム研究国家重点実験室は、ゲノム配列のヌクレオチド８５１７番目と２７６４1番目に着目してウイルス株を二大別し、L型、S型と名付けた。[39] これによると、１０３個の新型コロナウイルスのゲノム解析において、１４９個の「突然変異」を観察し、新型コロナウイルスをL亜型およびS亜型に分けたところ、前者が70％、後者が30％であった。

S型はかつてのSARSに似ているのに対して、L型は感染力がはるかに強烈だという。武漢やイタリアでアウトブレイクしたのは、このL型の感染力の強さを示しているとみてよい。

さらに、ガーディアン紙[40]によれば、イタリアからヨーロッパ各地に、この強力なウイルスが広がったとされている（63頁の図参照）。

一方、日本国内からも、生物データの解析を行っている日本バイオデータ社（神奈川県川崎市）が「新型コロナウイルスは三つのヌクレオチドの塩基の並びからCTC、TCC、TCTの3グループに分けられ、武漢で見つかったウイルスのほとんどがCTCグループに属し、他のグループに分類されたのは全21例中の1例に限られる。これらから、武漢で広がっているウイルスと他のエリアで確認されているウイルスは、異なる性質を持っていることも考えられて、いる（東京で見つかったのはTCTグループ［東京型］）。したがって、今後CTCグループが広がり、武漢同様の被害が出る恐れもある。CTCグループと他のグループは、現在のqPCR法による検査では見分けるのが難しい」と分析する。

同社がこの分析を発表したのは2月中旬である。その1カ月後、ヨーロッパではL型が猛威

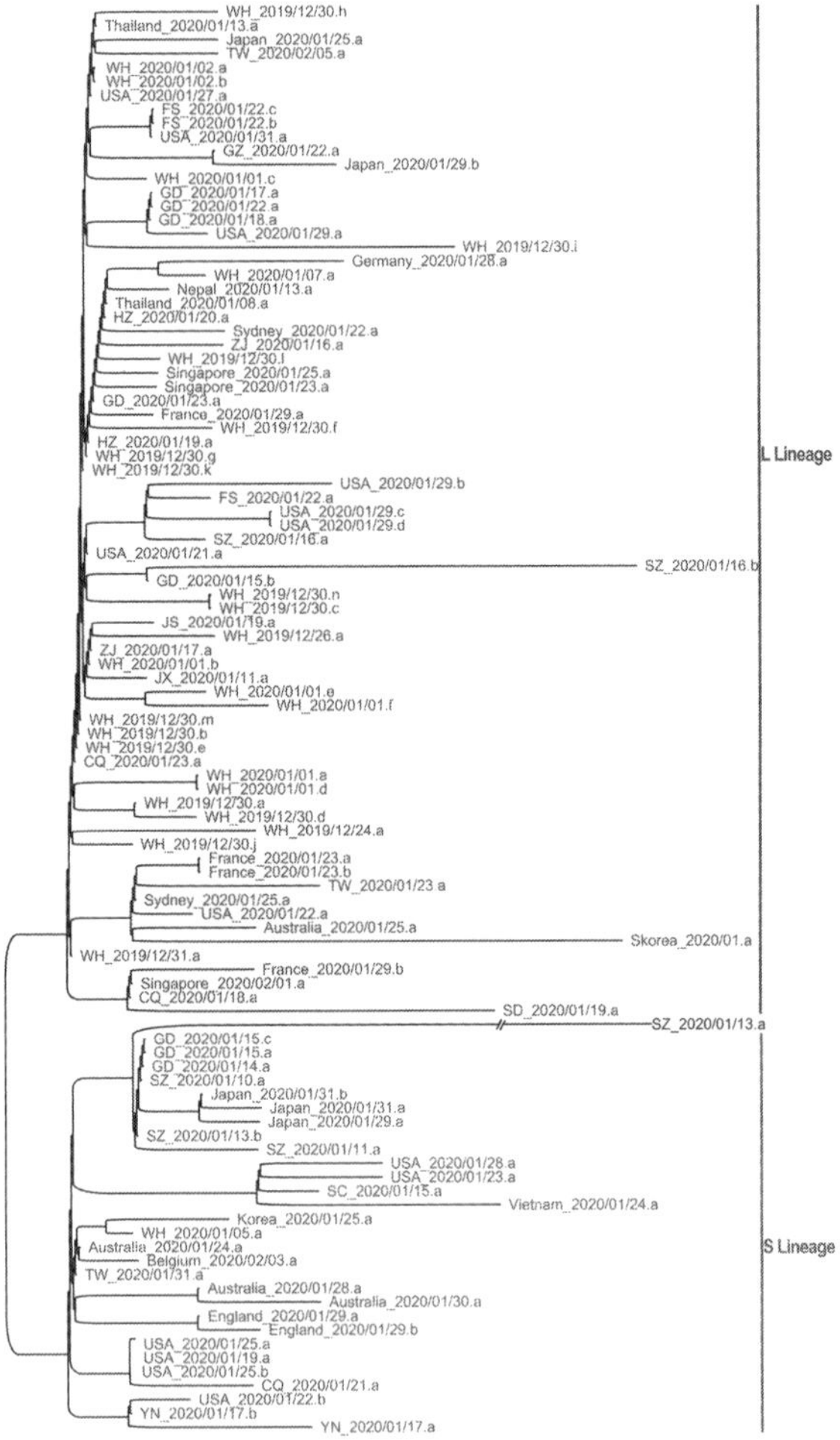

新型コロナウイルスの起源と変異（中国科学院）
出所：On the origin and continuing evolution of SARS-CoV-2, *National Science Review*, 2020.03.03

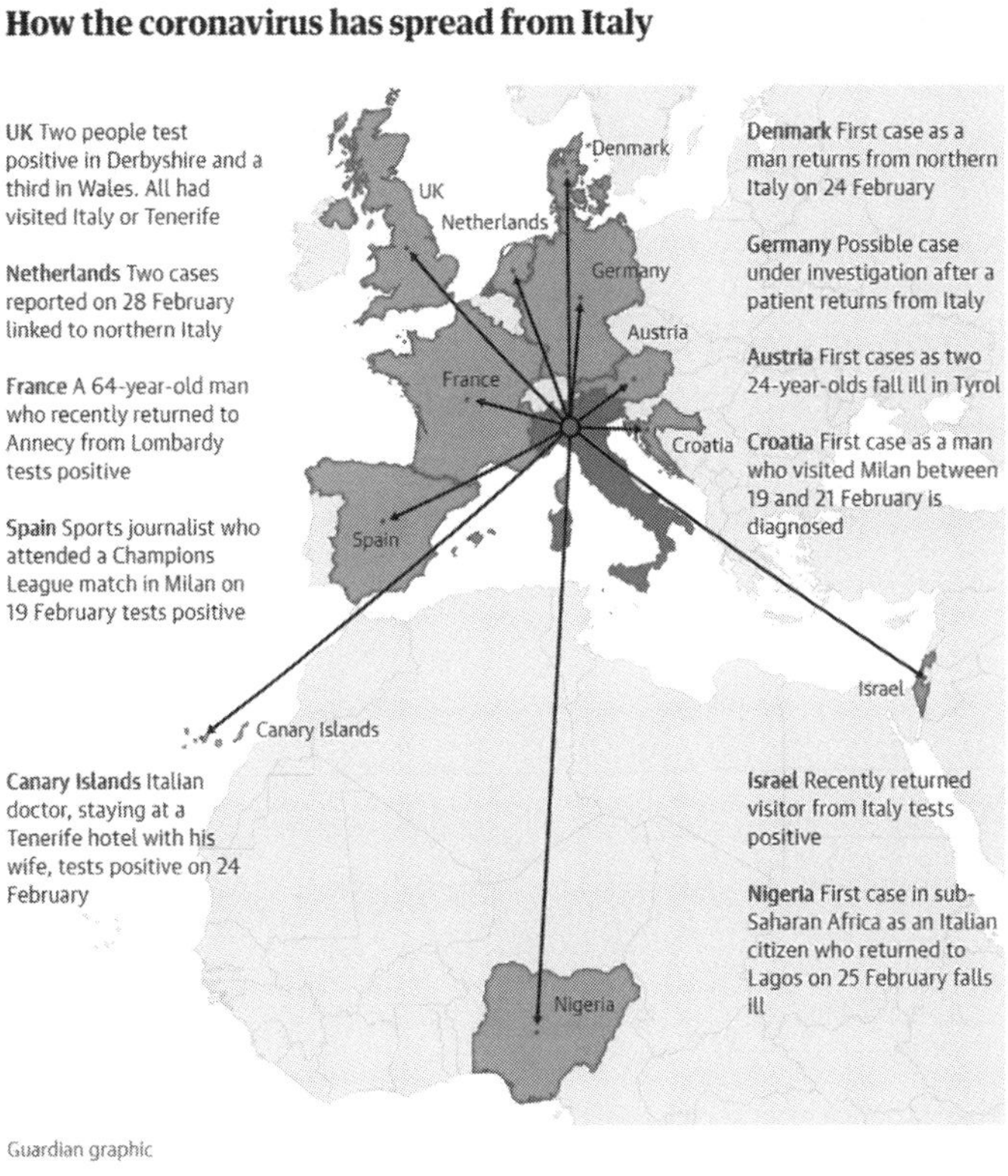
How the coronavirus has spread from Italy
UK Two people test positive in Derbyshire and a third in Wales. All had visited Italy or Tenerife
Netherlands Two cases reported on 28 February linked to northern Italy
France A 64-year-old man who recently returned to Annecy from Lombardy tests positive
Spain Sports journalist who attended a Champions League match in Milan on 19 February tests positive
Canary Islands Italian doctor, staying at a Tenerife hotel with his wife, tests positive on 24 February
Denmark First case as a man returns from northern Italy on 24 February
Germany Possible case under investigation after a patient returns from Italy
Austria First cases as two 24-year-olds fall ill in Tyrol
Croatia First case as a man who visited Milan between 19 and 21 February is diagnosed
Israel Recently returned visitor from Italy tests positive
Nigeria First case in sub-Saharan Africa as an Italian citizen who returned to Lagos on 25 February falls ill
UK
Netherlands
Denmark
Germany
Austria
France
Croatia
Spain
Israel
Canary Islands
Nigeria
Guardian graphic

ヨーロッパのウイルスはイタリアから広がった
出所：Europe's epidemic: how coronavirus radiated out from Italy, Guardian, 2020. 02.28

を振るった。米空母セオドア・ルーズベルトでも、多数の乗組員が感染した。同空母は1月11日にサンディエゴ湾の母港を出港、その時すでにサイレントキャリアを乗せ、2カ月後に発症した可能性が強い。この事件は、米国の感染状況の真相を探る有力な材料になるに違いない（第2章で後述）。

北京を震撼させたヨーロッパ発「第2波」の衝撃

6月11日、北京市豊台区の新発地卸売市場で新たなクラスターが発見され、全中国に衝撃が走った。武漢市の華南海鮮市場をクラスターとした悪夢を誰もが想起した。世界に先駆けてウイルス制圧に成功したと宣言したのは、間違いだったのか、それともこれは「ヨーロッパ輸入型」（別なウイルス株）によるものか……。

北京市は6月6日に「帰国者を除いて過去50日間、国内発の新規感染者なし」として、警戒レベルを引き下げたばかり。それだけに新発地卸売市場の輸入サーモンが発生源とみられる新たなクラスターが注目された。

北京市当局は直ちに卸売市場や周辺の小中学校などの閉鎖を決めると共に、大規模なＰＣＲ検査に乗り出した。北京市のＰＣＲ検査は1日当たり８０００人台から50万人に増え、6月20日現在累計２２９・７万人が検査済みとなった。6月24日現在、北京市のコロナ感染者は２６９人となり、３名の帰国者を除いて２６６人が市場で感染したことを確認するとともに、これで封じ込めに成功したとようやく安堵した。[41]

ゲノム解析の専門家たちは、さっそく北京で採取されたウイルス株の分析に競って参加していたが、6月20日、重慶医科大学（感染性疾病分子生物学教育部重点実験室）黄愛龍チームがbioRxiv上に「D614G変異」に関する論文を発表した。[42]

この黄愛龍チームは4月29日、6月5日、6月18日と3論文を『ネイチャー・メディシン』に発表し続けている実績のあるチームである。最新のアミノ酸残基（D614Gの変異）が毒性を強め、感染能力を強める事実を発見したこの論文は、新型コロナウイルスの「自然変異の最新研究」の一つとして注目されている。これがワクチン製造のカギと見られるからだ。

黄チームは、ゲノム配列においてD614がG614に変異した結果、「感染力と毒性が強まる」ことを発見した。すなわち、D-アスパラギン酸がG-グリシンに変化することによって生じた新型ウイルス株は、武漢でアウトブレイクしたSARS-CoV-2ウイルス株よりも毒性が強く、感染力も強い。

今回の黄愛龍チームの研究により、「S-G614タンパク」が細胞模型においてセリンプロテアーゼ（エラスターゼ2）を処理し活性化するメカニズムが明らかになり、D614G変異の比率が64・6％に達すること、グローバル範囲で大量に自然分布すること等が解明された。

D614G株の比率は2020年初には0％だが、3月には26％、4月65％、5月70％と増え、古株を押さえて優勢となった。米スクリプス研究所（The Scripps Research Institute）

Hyeryun Choeチームが6月12日にbioRxivに発表した論文によると、ＡＣＥ２のヒト胚胎腎細胞hACE2-293Tにおいて、Ｓタンパク質に現れたＤ６１４Ｇ変異の感染力は旧株の約９倍であった。[43] ニューヨークゲノムセンター（New York Genome Center）のNeville E. Sanjana博士チームがbioRxivに発表した論文によると、Ｄ６１４Ｇ変異の感染力は古株の２・４〜７・７倍であった。感染力が強まることは当然防御の困難性を意味する。

これら一連の発見は、SARS-CoV-2のグローバルな伝播を調べるカギになる。コロナウイルスは、いまや「（武漢で流行した）２０１９年型古株」から「（２０２０年に欧米で流行した）新型Ｄ６１４Ｇ株」に変異していることが確認できるからだ。

この欧米型コロナウイルスは、通常二つのルートでヒトの細胞に侵入する。一つは、プロテーゼを介した細胞の表面（protease-mediated cell-surface）から、もう一つはエンドゾーム経路（endosomal pathway）からだ。

今回、北京で採取されたウイルス株や東北内蒙古で発見されたウイルス株は、ヨーロッパ型から分化した「輸入型」である。[44] ＧＩＳＡＩＤのデータベース４５３５ケースを調べると、Ｄ６１４Ｇ変異は2月初めにヨーロッパで流行した事実が確認され、これが他の地域に広がって、当該地区の主要ウイルス株になり、世界の主流ウイルス株になった、と専門家たちは解説している。

以上のように、黄愛龍チーム（重慶医学院）、Hyeryun Choeチーム（米スクリプス研究所）、

Neville E. Sanjanaチーム（ニューヨークゲノムセンター）等の諸研究によって、ウイルス株の変異とその感染力強化の秘密が暴かれつつある。ウイルス株の構造が明らかになることで、ワクチン作りへの大きなステップとなるであろう。

注

1　財新網、2月27日。

2　ＧＩＳＡＩＤ（Global Initiative on Sharing Avian Influenza. Data（全球流感共享数据库））は日本語で「インフルエンザウイルス遺伝子データベース」、「鳥インフルエンザ情報共有の国際推進機構」とも呼ばれ、世界的な科学イニシアチブとしてインフルエンザウイルスのゲノムデータの主要な情報源を提供してきた。COVID-19を流行させた新型コロナウイルスのデータベースとしても機能し、ドイツ政府がホスト役を演じている。元来は病原性鳥インフルエンザ（Ｈ５Ｎ１）によるヒト感染の世界的な流行に際して、インフルエンザウイルスデータの迅速な共有を促進するために、このプラットフォームが設けられた。

3　李蘭娟（り・らんけん、１９４７年生まれ）は、中国の疫学者、医師で浙江省紹興市出身。専門は肝臓病。長らく浙江大学医学院付属第一医院教授・主任医師を務め、伝染病診療国家重点実験室主任、浙江省伝染病重点実験室主任等を歴任した中国有数の感染症専門家であり、中国国家衛生健康委員会（日本の厚労省）「高級専門家」の肩書を持つ。

4 「院士」とは、西側の「アカデミー会員」に相当する資格であり、きわめて権威のある肩書である。鍾南山、李蘭娟、ならびに後述の陳薇はいずれも「院士」の肩書をもつ。

5 鍾南山（しょう・なんざん、1936年生まれ）は、中国の医学者、衛生学者、現国家衛生健康委員会専門家グループ長。専門は疫学、呼吸器学、臨床医学。2002年から2003年にかけてのSARSの感染拡大時には、感染の中心地となった広州市呼吸器疾病研究所を舞台に防疫対策の陣頭指揮をとり、名声を得た。今回は、新型コロナウイルスがヒトヒト感染によりアウトブレイクが起こったことを的確に判断し、武漢封鎖措置を提案したキーパーソンである。

6 「四抗」とは、❶ウイルス治療、❷低酸素血症と多臓器衰弱、❸ショック治療、❹感染、の4症状に対抗する治療である。「二平衡」とは、❶水電解質における酸アルカリのバランス、❷人体におけるマイクロエコロジーのバランスである。

7 1989年2月21日に第七回全国人民代表大会常務委員会第六回会議にて可決され、2004年8月28日に第十回全国人民代表大会常務委員会第十一回会議にて改訂され、2004年8月28日に中華人民共和国主席令第17号として公布され、2004年12月1日より施行。

8 「H7N9亜型（Influenza A virus subtype H7N9）は、A型インフルエンザウイルスの亜型の一つである。鳥類間で主に感染が広まっていた（鳥インフルエンザ）が、ウイルスの増えやすさを決める特定の遺伝子が、ヒトの細胞の表面に感染しやすく変異している事が確認された。ただし、明確なヒトヒト感染は現在のところ確認されていない。」https://ja.wikipedia.org/wiki/H7N9 亜型

9 「抗击新冠肺炎疫情的中国行动（新型コロナウイルス抑え込みのための中国の行動）」中国国務院新聞弁公室、2020年6月7日。

10 米国ＣＤＣに倣った機関として、中国ＣＤＣ（中国疾病預防控制中心）も設けられ、両者は密接に交流している。

11 「ＷＨＯが新型肺炎対応タイムライン発表　中国は昨年末に報告」人民網日本語版、２０２０年４月14日 http://www.peoplechina.com.cn/tjk/ncp/gjsy/202004/t20200415_800200969.html

12 「トランプ氏、『ＷＨＯとの関係を打ち切る』　新型ウイルス対応めぐり」ＢＢＣ日本語版、２０２０年５月30日 https://www.bbc.com/japanese/52857932

13 『解放軍報』（1月31日）は、軍の生物・化学兵器防御専門家である陳薇少将（54歳）が湖北省武漢市に入り、市の新型コロナウイルスによる肺炎の防疫対策に尽力していると報道した。

14 バイオセーフティーレベル（biosafety level ＝ＢＳＬ）とは、細菌・ウイルスなどの微生物・病原体等を取り扱う実験室・施設の格付けである。「レベル４」の実験室については後述。

15 「武漢　旧日本軍が遺棄した化学兵器の移動式廃棄作業を開始」新華網日本語、２０１４年12月24日。中華人民共和国駐名古屋総領事館ホームページより http://nagoya.china-consulate.org/jpn/zrjl/t1223094.htm

16 「武漢での日本軍遺棄化学兵器廃棄作業終わる」新華網日本語版、２０１５年７月13日 http://jp.xinhuanet.com/2015-07/13/c_134408165.htm

17 靖国神社への放火が報じられたこともある中国人、劉強は２０２０年２月に中国の動画サイト（TikTok＝抖音）に動画をアップし、「台湾当局と日本の７３１部隊の生き残りが武漢にウイルスをばらまいた」とする自論を主張した。ツイッターに転載された同動画は、６月現在までに6万再生を超えている。

18 Discovery of a novel coronavirus associated with the recent pneumonia outbreak in humans and its potential bat

origin, *bioRxiv,* 2020.01.22　https://www.biorxiv.org/content/10.1101/2020.01.22.914952v2

19　Discovery of a rich gene pool of bat SARS-related coronaviruses provides new insights into the origin of SARS coronavirus, PLOS PATHOGENS, 2017.11.30 http://journals.plos.org/plospathogens/article?id=10.1371/journal.ppat.1006698

　およびこれを報じた Bat cave solves mystery of deadly SARS virus-and suggests new outbreak could occur, *Nature* 552:15-16, 2017.12.01 https://www.nature.com/articles/d41586-017-07766-9

20　筆者は２０１３年に武漢市の華中科技大学で開かれた日中シンポジウムに招かれた際に、同大学がナノ科学研究拠点に指定されていることや、科学院ウイルス研究所も含んだ中国全体の研究機関における「武漢市の役割」についてもレクチャーを受けた。その後、２０１４〜18年まで5年間、武漢大学の連続島嶼シンポジウムに招かれ、発展する武漢市を見学する機会を得た。胡徳鈞教授副学長の招きによるものだ。

21　５５２校に５２７９の校弁企業がある（沖村憲樹論文、朱建榮編『世界のパワーシフトとアジア』（花伝社、２０１９年）収録）。

22　沖村前出。

23　沖村前出。

24　Global race for a coronavirus vaccine could lead to this generation's Sputnik moment, STARS & STRIPES, 2020.06.03　https://www.stripes.com/news/us/global-race-for-a-coronavirus-vaccine-could-lead-to-this-generation-s-sputnik-moment-1.632277

25　China aims to lead the world by winning the coronavirus vaccine race, the Los Angeles Times, 2020.06.17

https://www.latimes.com/world-nation/story/2020-06-17/china-aims-to-lead-the-world-by-winning-the-coronavirus-vaccine-race

26 Safety, tolerability, and immunogenicity of a recombinant adenovirus type-5 vectored COVID-19 vaccine: a dose-escalation, open-label, non-randomized, first-in-human trial, The Lancst, 2020.05.22 https://www.thelancet.com/journals/lancet/article/PIIS0140-6736（20）31208-3/fulltext

27 新薬開発において、動物実験の後に行われる臨床実験は、通常フェーズⅠ～Ⅲの３段階を経る。フェーズⅠでは、少人数に対し少量を投与して安全性を確認する。フェーズⅡでは少人数を対象に病気にたいする効果を確認し、フェーズⅢでは大人数に対しプラセボ（偽薬）との比較を含めて総合的に薬の安全性、効果を確認する。その後、国による承認審査が行われる。

28 the Los Angeles Times, 2020.06.17 前出。

29 Scientists ponder the future of mankind, *SHINE*, 2018.11.19 https://www.shine.cn/biz/tech/1811195391/

30 なかでも「武小華」を名乗る人物によって書かれた石正麗批判は、その後、トランプ大統領やポンペイオ国務長官がまったく同じ発言を繰り返したことから、米国情報筋が作成し、中国内外の協力者を動員して行った一大キャンペーンであることが確認されたように思われる。

31 武小華「对质石正丽你该知道的一切」WeChat（微信）、２０２０年2月6日。および経緯を報じた https://www.backchina.com/news/2020/02/07/670462.html

32 （引用者注）これは『ランセット』におけるウイルス研究者の声明から分かるように誤りである。

33 （原注）A SARS-like cluster of circulating bat coronaviruses shows potential for human emergence., *Nature medicine*, 2015.11.09 https://www.nature.com/articles/nm.3985

34　（原注）Engineered bat virus stirs debate over risky research, *Nature*, 2015.11.12　https://www.nature.com/news/engineered-bat-virus-stirs-debate-over-risky-research-1.18787?fbclid=IwAR3DUjcRIlGF5_d6XOS4mm_ZlzWUwgGaHZZPYVp3_UaznsQWsftDU5EVQDY#/ref-link-2

35　https://www.ims.u-tokyo.ac.jp/imsut/jp/about/press/page_00060.html

36　「新型コロナめぐる本庶氏の虚偽ニュース海外で拡散　『極めて危険で破壊的』と本人が声明」京都新聞、２０２０年４月30日　https://www.kyoto-np.co.jp/articles/-/233754

37　ここでは、氾濫するフェイク情報をファクト（事実）に照らして真偽判定するボランティア組織として、FactCheck を紹介した。しかしながら、このような立場を売り物にするサイト自体が国際情報戦の一環であることを、村石恵照氏（光輪寺住職、武蔵野大学客員教授）から教わった。つまり、この種のサイトは、評価基準を提示して、いかにも公平に評価しているように見えるが、そのような立場で信頼感を醸成しつつ、世論を誘導することもまた、現代の情報戦なのだ。

38　ハプロタイプは、生物がもっている単一の染色体上の遺伝的な構成（具体的にはＤＮＡ配列）のことである。二倍体生物の場合、ハプロタイプは各遺伝子座位にある対立遺伝子のいずれか一方の組合せをいう。

39　中国科学院《国家科学評論》３月３日発表。

40　Europe's epidemic: how coronavirus radiated out from Italy, Guardian, 2020.02.28

41　「北京核酸检测机构24小时连轴转」財新網、２０２０年６月24日ほか、一連の財新網の報道による。

42　The D614G mutation of SARS-CoV-2 spike protein enhances viral infectivity and decreases neutralization sensitivity to individual convalescent sera, Nature Medicine, 2020.06.18　https://www.biorxiv.org/content/10.1101

/2020.06.20.161323v1

この黄愛龍チーム論文について、NHKが「新型コロナ　感染後の抗体　数か月後に減少　中国研究グループ」（2020年6月19日）と報道し、「抗体は感染から2か月から3か月ほどで減り始めているとしていて、感染を経験した人は再び感染しにくいという考えに基づいて、感染した人に『免疫パスポート』を出して活動範囲を広げる欧米での動きについて、研究グループはリスクがある可能性があるとしています」と伝えるなど、国内外のメディアでちょっとした騒ぎになった。

しかしながら、サンプル数も少ないこの研究の一部だけを取り上げて大騒ぎするのは、妥当ではない。

「研究に加わっていない香港大学の金冬雁教授（ウイルス学）はこの研究について、免疫システムのほかの部分が保護をもたらす可能性を排除していないと指摘。一部の細胞は最初の感染でウイルスへの対応方法を記憶し、次の感染時に効果的な防御を行うという。その上で『この研究結果で極度に悲観することはない』とし、患者のサンプル数も少ないと述べた。」（ロイター、2020年6月23日 https://jp.reuters.com/article/health-coronavirus-antibody-idJPKBN23U07E）

上記のように、免疫がまるで効かないかのように悲観するのは、免疫システムに対する誤解である。

43 Mutated coronavirus shows significant boost in infectivity, COVID-19-causing viral variant taking over in the United States and Europe now carries more functional, cell-binding spikes., Scripps Research, 2020.06.12 https://www.scripps.edu/news-and-events/press-room/2020/20200612-choe-farzan-coronavirus-spike-mutation.html

ならびに「《科学》：新冠病毒S蛋白冷冻电镜图公布与ＳＡＲＳ高度同源」財新網、２０２０年２月21日

44　北京市疾病予防管理センター（ＣＤＣ）楊鵬研究員がＣＣＴＶの取材に答えた。「中疾控已上报北京病例测序初步结论　认定欧洲直接输入尚早」財新網、２０２０年６月15日　http://www.caixin.com/2020-06-15/101567449.html

第2章　中国が疑う、ウイルスは米軍基地から流出した

トランプ大統領の責任転嫁

トランプ大統領が対中舌戦を演じたのは、3月16～22日の週。その内容を振り返ってみよう。

当初トランプ大統領は中国の新型コロナウイルス対策を評価し、「特に、米国市民を代表し、習主席に感謝したい」とツイートしていた（1月25日）。しかし、3月16日にはツイッターで「中国ウイルス（the Chinese Virus）」という言葉を使い始める。

3月18日以降はホワイトハウス内の会見で、批判を受けながらも一貫して「中国ウイルス」という言葉を何度も使い、中国がウイルスをアメリカに持ち込んだせいで自分たちに被害が出ているという印象を広げた。

しかし3月23日の会見では冒頭にアジア系アメリカ人への保護を呼びかけ、「中国ウイルス」という言い方がアジア系アメリカ人への偏見に結び付いたのではないかという記者の質問に対し、以下のように答えた。

「我々の国ではアジア系アメリカ人に対して、少々不快な言葉が使われているようです。私はそれをまったく好きではありません。（…）人々は中国を責めています。そうやって彼らは、たまたまアジア系であった偉大なアメリカの市民に対して声を浴びせているのです。私はそうしたことを望んでいません。お願いです。」[1]

その後は「中国ウイルス」という言い方も一時的には控えていた（表参照）。

中国が米国の大流行を招いたとする主張

それから約1カ月を経た4月中旬、対中舌戦が再燃した。

トランプ大統領はかねてからウイルスの発生源について「中国の透明性」に連日強い疑念をなげかけてきたが、今回は特に武漢のウイルス研究所と中国ＣＤＣ（疾病予防管理センター）をやり玉に挙げた。

4月15日、まるでホワイトハウスのデタラメ質疑を象徴するような記者会見が行われた。大統領に近いＦＯＸニュースのジョン・ロバーツ記者に「（ウイルスは）武漢のウイルス研究所から流出したと聞いている。安全基準が緩く、インターンが感染し、そのボーイフレンドも感染した」云々、と質問らしくない質問をいわせて、大統領自らは「言いたくはないが、徹底的

トランプ氏の発言（一部）

1月25日 ツイート	中国は非常に熱心に新型コロナウイルス感染の抑え込みをしている。アメリカ合衆国は彼らの努力と情報の透明性に感謝している。きっと抑え込みはうまくいくだろう。特に、米国市民を代表し、習主席に感謝したい。
3月16日 ツイート	アメリカ合衆国は、中国ウイルス（the Chinese Virus）によって特に影響を受けた航空会社などの産業を全力で支援します。（…）
3月17日 会見	それ（ウイルス）は中国から来ました。それはかなり正確であることだと思います。中国が米国の軍が中国にウイルスを広げたと言っていますが、私はそれを事実とは思いません。我々の軍隊は中国にウイルスを広げてはいないし――誰にも広げていません。
3月18日 会見	中国ウイルスに対する我々の戦争（our war against the Chinese virus）
ツイート	重大かつ必要である封じ込め政策のために失業してしまった方々へ（…）中国ウイルスの猛攻はあなたのせいではない！かつてないほどに強くなろう！
	FDAから届いた中国ウイルスについてのとても重大なニュースについて、本日会見を行います！
3月19日 会見	私たちは中国ウイルスを倒すために、絶え間なく力を注ぎ続けます。
3月20日 会見	中国ウイルスが我が国の学生たちに与える影響を最小限にするために我々が何を行っているか、最新情報をお伝えします。
3月21日 会見	貿易と経済活動を継続しつつ中国ウイルスの侵入を食い止めるために、北部ならびに南部の国境通過についてカナダとメキシコと新たな合意に達しました。
3月22日 会見	我々はアメリカが割くことのできるすべてのリソースを用いて中国ウイルスへのたたかいを続けており（…）
3月23日 会見	人々は中国を責めています。（…）私はそうしたことを望んでいません。お願いです。
3月27日 ツイート	中国の習主席との非常に良い（電話）会談を終えた。地球の大部分を破壊しているコロナウイルス（CoronaVirus）について、かなり詳細に話をした。中国は多くを経験し、かつ、ウイルスについての理解を力強く発達させている。私たちはより親密に一緒になって取り組んでいる。大いに尊敬しています！

に調査している」と「答弁」したのだ。

驚くべきは、ワシントンの記者会見ではない。日本の公共放送がそれをほとんどオウム返しに報じたことである。

ここでは4月23日のNHKの報道を振り返ってみよう。

「新型コロナの発生源は？――真相究明求める声　世界で広がる

（…）新型コロナウイルスをめぐり、アメリカでは一部のメディアが、ウイルスは湖北省武漢の研究施設[2]から広まった可能性があると報じました。これについてトランプ大統領は、政府として調査を進めていることを明らかにしたのに続いて、ポンペイオ国務長官もウイルスなどが適切に管理されているか確かめるため、武漢の研究施設などを公開するよう求めました。

（…）新型コロナウイルスの発生源を巡り、ヨーロッパの国々からは、中国の対応について透明性を求める声があがっています。ドイツのメルケル首相は20日、記者団に対し、『新型コロナウイルスの発生源について、中国の透明性が高まれば高まるほど、世界の皆が教訓を学ぶことができる』と述べ、中国に対して透明性のある対応を求めました。また、イギリスのラーブ外相は『世界的な大流行がどのようにして起きたのか、防ぐことができたのかどうか、中国は厳しい質問に答えなければならなくなる』と述べ、情報を隠さず公開するよう求めました。

（…）発生源の可能性としてアメリカのメディアが指摘し始めているのが、武漢にある中国科学院武漢ウイルス研究所と、中国疾病予防コントロールセンター武漢研究施設です。アメリカのメディアは、研究施設でウイルスが人工的に作られた可能性は極めて低いものの、これらの2つの研究施設では、研究員がコウモリを捕獲し、コロナウイルスについて研究してきたことから、何らかの理由でコウモリから人に感染した可能性が排除できないと伝えています。（…）」[3]

武漢ウイルス研究所および中国疾病予防コントロールセンター武漢研究施設についてデマ情報が溢れたのは2月以来のことであり、それらのデマを分析しつつ、後述する米国におけるメリーランド州のフォート・デトリック生物化学基地の閉鎖や再開の経緯を報道するのはニュース報道の課題だ。しかしながら、4月23日の時点でトランプの一方的な主張をそのまま語るとは、およそ報道機関としての品位が問われるばかりでなく、ＮＨＫは「ＵＳＯ放送局」に転落したと批判せざるを得ない。

自国のコロナ問題を処理できずにトランプが窮地に立たされ、「ＷＨＯは中国の代理人」と罵倒し責任転嫁した途端、ＮＨＫが突然トランプの代弁を行い他のテレビ局も一斉に追随した一幕は、日米従属関係の一例として記録に残し、感染症史の法廷に委ねるべき大事件だ。

トランプは「中国の責任転嫁」とする主張を叫び続けたが、これは中国から見ると、どのように受け止められたか。

中国非難の大合唱

「もしウイルスが米国起源ならば、中国が世界に謝罪する必要はどこにあるのか」――これは世界中の中国人留学生の間で人気があり、ニューヨークにも編集部を抱えるサイト「カレッジ・デイリー（College Daily）」の一句である。[4] 3月7日に南アフリカに駐在する中国大使の林《りん》松添《しょうてん》は「新型コロナウイルスは中国で最初にブレイクアウトしたが、ここからウイルスが中国起源とはいえないし、いわんやメイドインチャイナとはいえない」とツイッターで指摘した。[5] 米国の提起した謝罪論に対して、中国の留学生たちが口を開き、その後、世界的に話題として広がる「謝罪論争」の応酬は、この辺りから始まった。

3月12日、中国外務省の報道官である趙立堅《ちょうりつけん》はツイッターで、米国政府が（インフルエンザの名のもとに）コロナ肺炎を隠蔽していると述べ、コロナウイルスは、米軍が武漢に持ち込んだ可能性があると示唆し、米中間で激しい舌戦が繰り返された。[6]

日本の主流メディアは、NHK解説に従うかのように一斉に反中解説をくり返した。読売新聞は3月14日、趙立堅のツイートについて「根拠不明な主張」と書き、時事通信は3月13日電で「米軍施設のウイルスが発生源だと断定する具体的な根拠を示していない（…）趙氏のツ

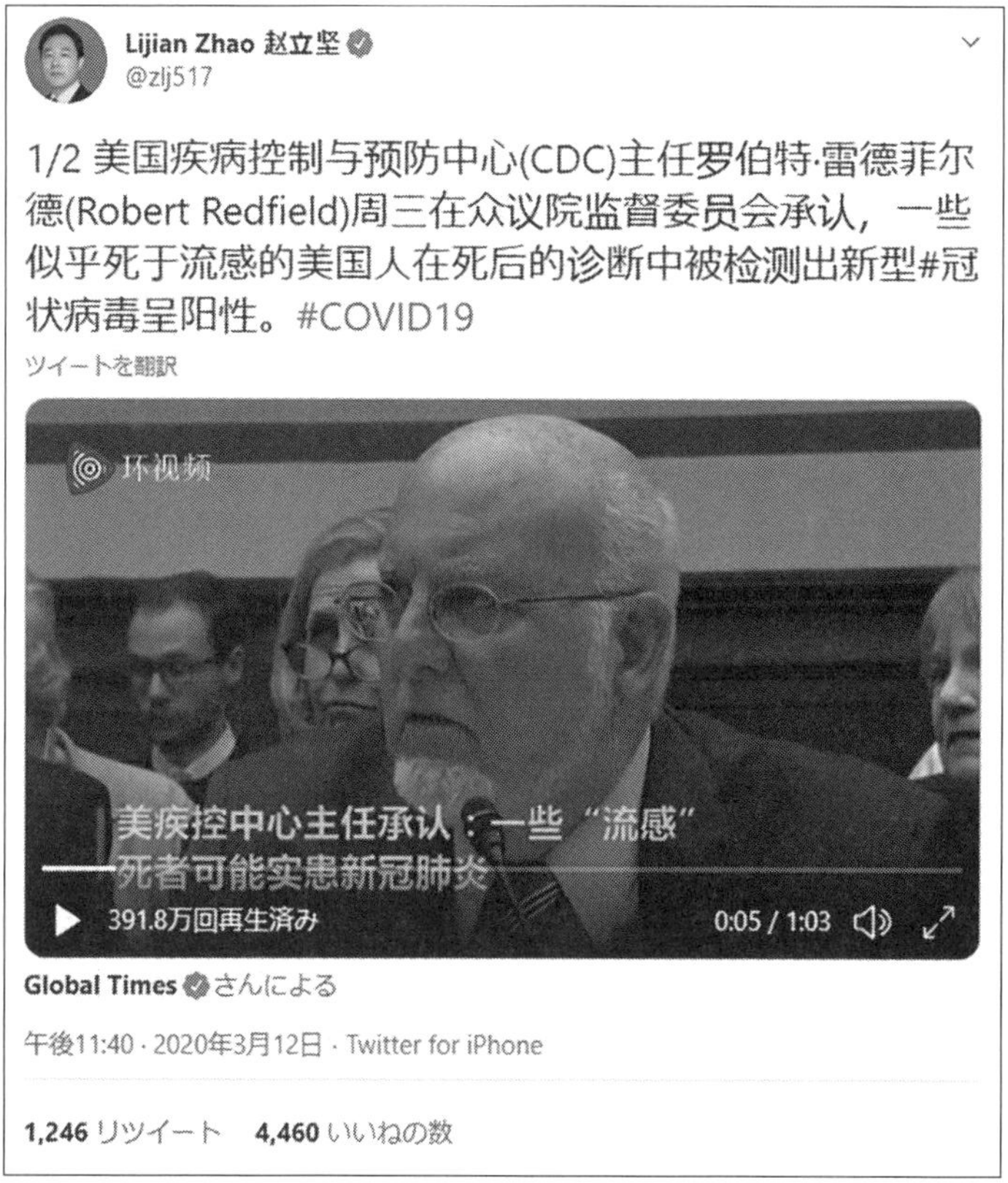
Lijian Zhao 赵立坚
@zlj517
1/2 美国疾病控制与预防中心(CDC)主任罗伯特·雷德菲尔德(Robert Redfield)周三在众议院监督委员会承认，一些似乎死于流感的美国人在死后的诊断中被检测出新型#冠状病毒呈阳性。#COVID19
ツイートを翻訳
环视频
美疾控中心主任承认：一些“流感”
——死者可能实患新冠肺炎
391.8万回再生済み
0:05 / 1:03
Global Times さんによる
午後11:40 · 2020年3月12日 · Twitter for iPhone
1,246 リツイート 4,460 いいねの数

訳「米国CDCのロバート・レッドフィールド所長は、3月11日に下院公聴会で『インフルエンザで死亡した一部の米国人は、死後の診断によると、新型コロナウイルス陽性であった』事実を認めた。」（趙立堅ツイート、2020年3月12日 https://twitter.com/zlj517/status/1238112688816848896 のスクリーンショット）

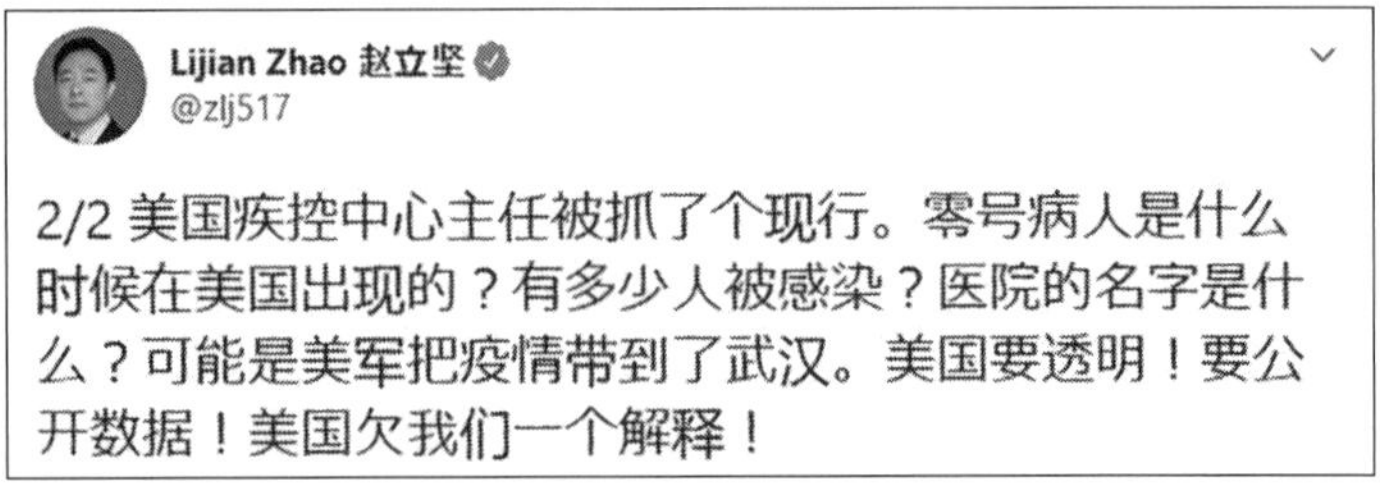
Lijian Zhao 赵立坚
@zlj517

2/2 美国疾控中心主任被抓了个现行。零号病人是什么时候在美国出现的？有多少人被感染？医院的名字是什么？可能是美军把疫情带到了武汉。美国要透明！要公开数据！美国欠我们一个解释！

訳「米国 CDC のレッドフィールド所長は現場を押さえられた。米零号患者は米国でいつ現れたのか。幾人感染したのか。病院は何という名か。**米軍がコロナウイルスを武漢に持ち込んだ可能性がある＊**。米国は情報を公開せよ。データを公開せよ。米国はわれわれに対する説明を欠いている。」（趙立堅ツイート、2020 年 3 月 12 日　https://twitter.com/zlj517/status/1238113459234934785 のスクリーンショット）

＊『日本経済新聞』 4 月 7 日によると、趙立堅発言のこの部分について、ポンペイオ国務長官が猛反発し、趙報道官は「米国の一部の政治屋が中国に汚名をかぶせたことへの反発だった」と釈明した。https://www.nikkei.com/article/DGXMZO57773430X00C20A4FF8000/

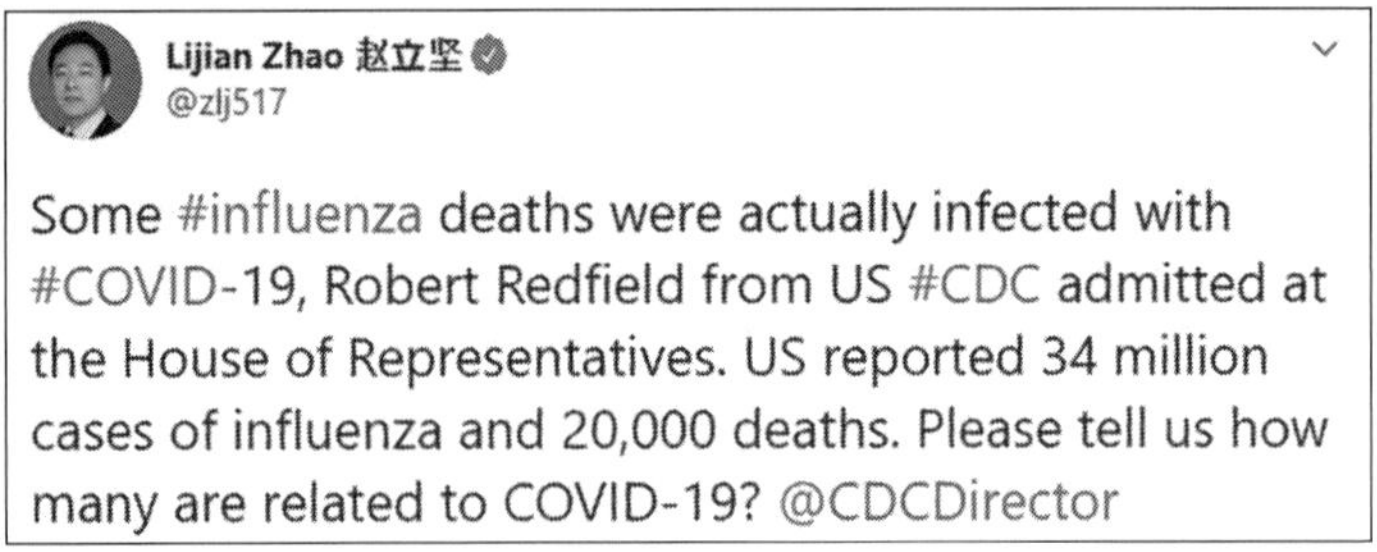
Lijian Zhao 赵立坚
@zlj517

Some #influenza deaths were actually infected with #COVID-19, Robert Redfield from US #CDC admitted at the House of Representatives. US reported 34 million cases of influenza and 20,000 deaths. Please tell us how many are related to COVID-19? @CDCDirector

訳「米国 CDC のレッドフィールド所長は米下院公聴会でインフルエンザによる死者のなかには、実際には新型コロナウイルスによる死者も含まれていたことを認めた。米国では 3400 万人がインフルエンザに感染し、2 万人が死亡したと報告されている。では教えてほしい、新型コロナウイルスで死亡したのは何人か。」（趙立堅ツイート（英文）、2020 年 3 月 12 日　https://twitter.com/zlj517/status/1238114622684585984 のスクリーンショット）

イッターに対しては『デマ』『共産党の宣伝』などと批判的なコメントが多い」と伝えた。当然日本のネットなどでも、中国はなんたる国か。ウイルスを散布しつつ、その責任を他国に転嫁しようとしているではないか、という非難の大合唱が爆発した。

これに先立ち3月4日新華社は「新型コロナ肺炎はなるほど中国でアウトブレイクしたが、発生源が中国とは限らない」「多くの研究によると、米国、イタリア、イラン等、アジアと接触のない国で感染したケースはこれを物語る。中国には謝罪すべき理由はない」という記事を発表した。[7] しかしながら、これらの声は日本にはほとんど届いていない。

本章では、中国で疑いが深まっている、コロナウイルスのアメリカ起源説について、紹介したい。

米国におけるインフルエンザ大流行に隠れた新型コロナウイルス

米国疾病予防管理センター（CDC）が新型コロナウイルスの患者1号を公表したのは2020年1月20日のことだが、その際にCDCは、これまで「インフルエンザとして処理されていたなかに、新型コロナウイルス罹患が含まれていた」ことを事実上認めた。

しかしながら、この種の誤った処理がいつ始まり、どの程度の広がりに及ぶかについては言及を避けた。最も分かりやすい例は、原子力空母ルーズベルト号の感染事件である。これは後にくわしく見るように1月14日に母港を出航した。このときにサイレントキャリア（無症状感染者）が乗り込んだ可能性が強い。[8] とすれば、この時点で米国に一定数の感染者がいたわけで、1月20日に感染第1号という公式発表には、問題がある。

さらに類似の疑惑については、日本でも報じられている。たとえば2020年2月17日に筒井冨美（フリーランス麻酔科医、医学博士）が「死者1万人超『米国インフル猛威』は新型コロナかもしれない」[9] で米CDCが「中国に無関係でも呼吸器症状があれば検査を行う」と方針転換したことに即して、米国で流行しているインフルエンザによる死者が実は新型コロナウイルスによるものではないかと指摘しており、また、2月21日のテレビ朝日も、岡田晴恵白鷗大学教授による同様の指摘を放映した。

私自身が筒井や岡田のコメントに気づいたのは、中国語のブログで話題となった小さな記事をたまたま読んだからだ。米国でインフルエンザによる死者の中にコロナ死者が含まれていると主張した、比較的長い論評は「大公鶏楊東」という名前のブログが嚆矢であろう。[10]

とはいえ、これらの疑惑について中国当局は3月中旬、米国が論難するまで、報道を慎重に避けていたように見受けられる。

新型コロナウイルスは中国起源ではない——中国中央電視台による詰問状

水面下での米中のさや当ては、趙立堅副報道局長の3月12日ツイートを経て、中国中央電視台が26日、強硬な対米見解を放映したことで、激しい舌戦（言論戦）に転化した。これは中国の米国に対する詰問状であり、以下の内容を含む。

つまり、第一に、２０１９年9月から米国でインフルエンザが流行し、少なくとも３４００万人が感染し、2万人が死亡すると米国病予防管理センター（ＣＤＣ）はこれまで発表してきたが、このうち新型コロナの感染者はどれほどかを明らかにせよ。いささかなりとも、民衆の死亡原因を隠蔽することがあれば、米国の誇る「人権外交」が泣きはしないか。[11]

第二に、米軍は２０１９年7月、突然メリーランド州フォート・デトリック＝生物化学基地を閉鎖したが、閉鎖の理由はなにか。この基地が米軍最大の生物化学兵器開発センターであることは周知の通りだ。

第三に、米国政府は2月中旬、なぜ上院諜報委員会に属する多くの議員や関係者がウォールストリートで株式を集中的に売却したのか。政客たちはインサイダー取引をやりながら、大衆に対しては実情を隠蔽してきた疑惑をぬぐえない。

中国国営の中央電視台が、米国政府に対してこのような厳しい挑戦状をつきつけたのは、むろん何らかの証拠を押さえてのことだと考えられる。

一般に新型コロナウイルスは、中国起源だと思われているが、実際にヨーロッパではいつごろ第1号患者が生じたのか。イタリアの著名な医学者ジュゼッペ・レムッツィ（Giuseppe Remuzzi）が米国メディアの取材を受けて、イタリアでは昨年11〜12月に、「新型肺炎に酷似

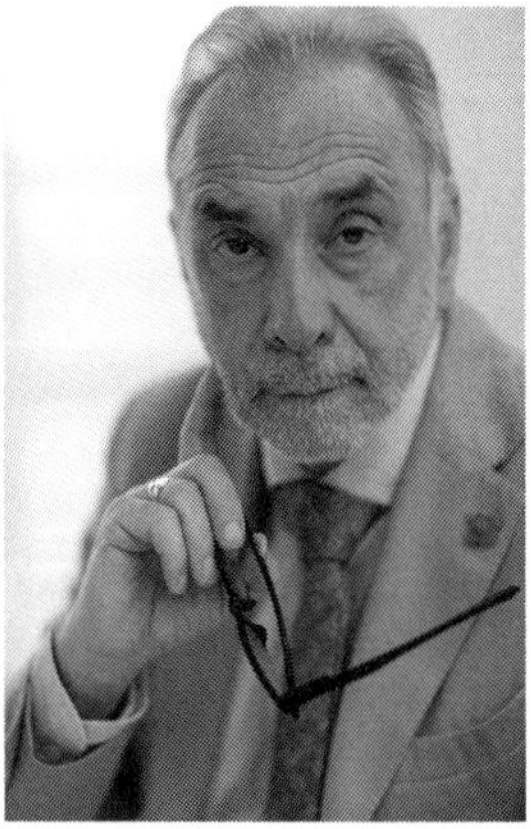

ジュゼッペ・レムッツィ
出所：EPO ホームページ

している原因不明の肺炎」が現れ、ウイルスが知らず知らず広範囲に拡散した、イタリアでコロナ肺炎対策が手遅れになったのは気づかなかったことが原因だと述べている。[12]

レムッツィの見解は、鍾南山の「ブレイクアウトは武漢だが、源流は中国とは限らない」とする見解を裏付けるものだ。すなわちコロナウイルスの発現地と発症地を区別する見方だ。イタリアのコロナ肺炎が中国に到来して、イタリアよりも先にブレイクアウトした可能性である。

下水検査で確認できた、２０１９年イタリアの罹患者

フランス国際放送ＲＦＩによると、イタリア国立衛生研究所（ＩＳＳ）は、２０２０年6月19日に興味深い研究レポートを発表した。

イタリア国立衛生研究所は、２０１９年12月にイタリア北部のミラノとトリノで新型コロナウイルスが存在した証拠を確認した。これは武漢で新型コロナウイルスが発見される前に、新型コロナウイルスがイタリアで存在していたことを示す。

このレポートによると、２０１９年10月から２０２０年2月までの5カ月間に排水（下水）

から40のサンプルを採取した。このサンプルを二つの異なる研究所が二つの異なる方法を用いて検査した結果、検出されたものであり、このウイルスは２０１９年12月にフランスの病院で発見されたウイルスと同種であった。

中国の科学者はコロナウイルスが「外国から中国に侵入した可能性がある」と主張しているが、この検査結果は中国の主張を裏付けるものである。

以下、この結果について報じた、ロイター電である。


「新型コロナ、昨年12月半ばにイタリア北部に存在＝下水調査

イタリア国立衛生研究所が実施した下水の調査から、北部都市ミラノとトリノで昨年12月半ばに新型コロナウイルスが存在していたことが示された。

調査では、２０１９年10月から今年2月にかけてイタリア北部の汚水処理施設から採取した40のサンプルを分析。ミラノとトリノのサンプルからは12月18日時点でウイルスの痕跡が確認され、中国が12月31日に初の新型コロナ感染を報告する前にイタリア北部でウイルス感染が始まっていた可能性を改めて裏付けた。

ボローニャのサンプルからは今年1月にウイルスの痕跡が見つかった。10、11月のサンプルからはウイルスは検出されなかった。

調査を主導した専門家は『イタリアの新型コロナ流行の始まりを理解する一助となる可能

性がある』と述べた。」[13]

スペインのウイルスは、武漢より9カ月早い2019年3月か

イタリア以外でも下水検査で2019年のコロナウイルス感染が確認されている。バルセロナ大学のコロナウイルス研究チームがアストゥリアス州の州都オビエドで2019年3月12日に採取された下水から新型コロナウイルスを発見した。[14]武漢でコロナウイルスの患者が確認されたのは12月なので、武漢に先立つ9カ月前だ。

「下水サンプルからウイルス発見」の話は、イタリアのミラノ、トリノに次ぐ。スペインでは初めてだが、その方法は、イタリアの研究と同じだ。スペインウィルス学会会長アルベルト・ボッシュ（Albert Bosch、バルセロナ大学）ほかの研究者による論文はmedRxivに投稿され、査読中である。米「ニューヨークタイムズ」は、この発見に懐疑的なミシガン州立大学環境問題専門家Irene Xagorarakiのコメントを付して報道した。[15]

バルセロナ大学ボッシュ教授チーム論文の概要は以下の通りであり、下水検査によってウイルスを早期警戒する試みについて伝えている。

「新型コロナウイルスは、バルセロナの下水から、スペイン患者1号が宣言された2020年1月末のはるか以前［2019年3月、すなわち武漢の9カ月前］に発見されている。こ

の事実は人々の間での感染が、いわゆる第1号患者が輸入されるずっと前に存在したことを示す。下水からウイルスを探す『歩哨的研究』〔ウイルスの襲撃を前線で警戒する〕は、未来の第2波、3波を把握する直接的手段となりうる。

新型コロナは、武漢で2019年12月初めに発生し、そこからヨーロッパを含む世界に拡散したといわれ、フランスでは1月24日に第1号患者が報告されている。しかしながら、最近の研究が示すように、フランスでは2019年12月末には感染が起きていた。コロナ肺炎のゲノムは、排泄物として流され、ついには下水となる。そこで下水から得られるウイルスの研究は、人々の間でウイルスがどのように拡散したかをモニターする、感度のよい手段となりうる。

しかしながら、下水が浴室やその後の下水道を通じてコロナウイルスの感染ルートになるという研究報告はきわめて少ない。ゲノムのコピーによる呼吸器感染は感染ルートと考えられているが、『下水を通じる感染』は想定されていない。今日、スペインは世界4位の感染者を数え、人口100万人当たりの死者はバルセロナが世界2位である。（…）未診断、無症候キャリアのウイルスが便器に流されている。下水に基づく疫情診断は、『症状あり、症状なし』を含めて、感染の早期警戒に役立つ。バルセロナの特定の地区では、PCR検査よりも1カ月以上前に感染を知り得たケースがある。新型コロナウイルスの感染率、死亡率の大きさに鑑みて、『下水を利用した早期警戒』という手段は、未来の第2波、3波対策として有効である。」

フランスの第1号患者は2019年12月罹患

さらに英BBCは、5月5日に次のように報じている。

「昨年末の肺炎、実はフランス国内初の新型ウイルスだった？

昨年12月にパリで肺炎と診断された患者が、新型コロナウイルスによる感染症（COVID-19）だったことが明らかになった。この患者の医師の話として、地元メディアが報じた。イヴ・コーエン医師は、当時採取された検体を検査したところ、新型ウイルスに対して陽性と判明したと説明。患者はすでに回復しているが、当時COVID-19の流行地域への渡航歴はなく、どこで感染したかわからないという。

フランスではこれまで、初めて新型ウイルスが確認されたのは1月末とされていたが、1カ月近く早かった可能性が出てきた。

（…）この患者はパリ北東部ボビニーに住む43歳の男性。新型ウイルスの主な症状である空セキや発熱、息切れといった症状を訴えていたという。この男性は、昨年12月27日に病院で診察を受けていた。これは、中国が世界保健機関（WHO）に原因不明の肺炎が武漢で発生していると伝える4日前に当たる。（…）この男性のケースが確認されるまで、フランスでは1月24日に感染が確認された3人が最初のケースとされてきた。このうち2人は武漢への渡航歴があり、残りの1人は渡航歴のある人物の近親者だった。しかし今回の発表により、フランスにはもっと早くから新型ウイルスが存在していた可能性が浮上。感染拡大についての理解が変わることになる。

これまでは、欧州で最初にヒトからヒトへの感染が確認されたのは1月19〜22日の間、ドイツ人男性が同国を訪れていた中国人の同僚から感染したケースだとされていた。アメリカも最近になって、新型ウイルスの流入した時期を修正している。カリフォルニアで行われた検視により、アメリカで最初に確認された新型ウイルスによる死亡例は、当初より1カ月も前に発生していたことが明らかになっている」[16]

ニュージャージー州、メルハム市長の罹患は2019年11月

次は、米国ニュージャージー州の地元メディアが報じた東部地区のある市長の罹患体験記だ。このメルハム市長の体験記によれば、市長が罹患したのは11月21〜23日であり、それが新型コロナウイルスによるものであると今回の抗体検査によって明らかになったという。

米国疾病予防管理センター（CDC）は、これまで米国における第1号患者は1月20日と公表してきた。ミカエル・メルハム市長（ニュージャージー州ベルビル（Belleville）市）によれば、「11月21〜23日にアトランチック市で開かれたニュージャージー州市町村連盟（League of

Municipalities）会議に出席した。Garden State Parkway をドライブして帰る途中、気分が悪くなった。3日間の会議で疲労し、脱水症状かと思った。よく眠れば直ると思ったが、翌金曜、土曜と直らなかった。日曜夜は悪寒、幻覚と高熱に悩まされて一晩中眠れなかった。1月20日まで米国にコロナなしと発表されていたので、コロナかどうか、曖昧であったが、今回抗体検査により、11月の罹患を確認できた。」[17]

つまり、武漢で患者が出るよりも前、2019年秋の時点で、すでにアメリカやヨーロッパで新型コロナウイルスの感染者が出ていたのだ。これらのニュースは中国でも報道された。

米国における第1号患者について――CNNアンカー、クリス・クオモの証言

証拠はこれだけではない。新型コロナウイルスへの対応で有名になったニューヨーク州クオモ知事の弟、クリス・クオモはCNNのアンカーを務めるジャーナリストである。クリス家族は夫婦と子ども2人、合計4人が新型コロナウイルスに感染し、その罹患回復体験を語った。なかでも注目されたのは、4月16日「CNN Global Tower Hall」という番組における証言であった。「思うに、米国はいずれ気づくだろうが、昨年10月ころ、コロナウイルスが米国に現れていた、当時すでに患者がいたのだ」[18]。

これはクリス・クオモ（知事実弟）という「ジャーナリストの伝聞」なので証拠が必要だ。しかしながら、「嗅覚なし、味覚なし」というコロナに典型的な症状を体験した弟の体験に照

らしてみると、そのような症状を語る米国人は米国各地やニューヨークで昨年来少なからず存在し、10月ころには米国でも罹患体験を語る者が少なくなかったという。

実兄クオモがトランプと激しいコロナ対策論争を展開していることは、中国でもよく知られているので、このクリス・クオモの発言が中国でも大きく報道されたことは、いうまでもない。

２０２０年３月２日、米国ＦＯＸニュースのキャスター、ジェシー・ワターズ（Jesse Watters）が「The Five」という番組で「中国人はコロナウイルスを正式に謝罪すべきだ（I'd like to just ask the Chinese for a formal apology.）」と述べた。

これについて、前述のツイートで一躍有名になっていた中国外務省報道官の趙立堅が、３月５日の記者会見で以下のように反駁した。

「疫病は人類の公敵だ。各国いずれも被害者だ。〝中国謝罪論〟に道理はない。ウイルス株がどこからきたか、まだ定論はない。ところで、２００９年に米国でＨ１Ｎ１インフルエンザが蔓延し、２１４カ国で少なくとも１万８４４９人が死去したが、誰かが米国に謝罪を要求したであろうか」。[19]

電子タバコを原因とする肺炎の不可解な流行

２０１９年８月19日、サイエンスアラートが、最近奇怪な肺炎（mysterious lung illnesses）

に100人が罹患した、米国の関係部門は電子タバコのせいにしたが、科学者たちはこれを明確に否定したと報じた。[20] これ以来、「電子タバコ肺炎（vaping-associated lung illness）」と「不可解な肺炎」という言い方が米国メディアや当局の説明の中に大量に現れた。8月25日、「ワシントンポスト」は米政府と米保健福祉省が調査中の「電子タバコによる肺炎患者（the vaping-related lung illnesses now under investigation）」が、少なくとも全米22州で193人存在すると報じた。[21] 9月7日、「ワシントンポスト」は33州で450人の「不可解な肺炎（mysterious lung illness）」が見られ、5人が死亡したと報じた。[22]

CNBCによれば、9月12日、米国疾病予防管理センター（CDC）が以下のような発表をした。つまり、米国CDCの調査によると、入院した380人が「電子タバコと関わりをもつ不可解な肺炎（mysterious vaping-related lung disease）」と診断されたというのだ。[23] 10月4日、「ワシントンポスト」は米CDCが検査した1080人の「電子タバコ肺炎（Vaping lung injuries）」患者中18人が死亡したと報じた。[24] このころから、米国でインフルエンザが流行したが、電子タバコによる肺障害（EVALI）も一般にも知られるようになっていった。

これらの電子タバコ事件との直接的関係はないが、10月18日、米国では多くの機関[25]の参加する「イベント201（Event 201）」と名付けたグローバル感染症対策演習が行われた。[26] このセミナーには中国から高福院士（中国CDCセンター主任）も参加している。この演習のスポンサーはビル&メリンダ・ゲイツ財団であり、この事実をとらえて「陰謀の裏にゲイツ財団あり」とするウワサも絶えない。[27]

ノーム・チョムスキーのトランプ批判

ノーム・チョムスキーMIT名誉教授（91歳）は、リベラル派の「Democracy Now!」のオンライン・インタビューに応じた。[28]

彼の主張は以下のとおりである。

❶新型コロナウイルスのパンデミックは数年前から十分に予測できた。少なくとも2003年のSARS以後予測されていた。今回の新型コロナウイルスが収束した後も新たなウイルスが出現する。もっとシリアスなウイルスになるだろう。巨大な勢いで進行している地球温暖化の脅威がその原因の一つだ。

❷2019年10月、トランプ大統領は米国際開発庁（USAID）が2009年から資金提供していた早期警戒パンデミック・システムの疫学研究プログラム（PREDICT）への助成金を全額ストップさせた。このプログラムは主に第三世界諸国や中国でパンデミックになり得る新たなウイルスを発見、検出するものだった。

トランプ大統領にはパンデミックに対する警戒心もそれに対する備えも全くなかった。中国・武漢市を発生源にした今回の新型コロナウイルスに対する初動段階から、トランプ氏が楽観論に終始していた。

❸中国は2019年12月31日、病因不明の肺炎症状の患者（複数）が出たと報告した。その1週間後の1月7日、中国はWHOと世界中の医療関係機関にSARSウイルスとの相似性のあるコロナウイルスを検出したと公表した。中国の専門家たちはそのシークエンス（因果的連鎖）とゲノムを見つけ出し、そのデータを世界中に提供した。

❹米情報機関はいち早くこの情報を入手していた。1月と2月、米情報機関はホワイトハウス当局者たちに大規模なパンデミックが起こっている事実について注意喚起を試みたが、誰一人として聞く耳を持たなかった。最近、米政府高官から聞いたところによると、ピーター・ナバロ国家通商会議議長に近いホワイトハウス当局者が、1月に新型コロナウイルスの危険性について同ナバロ議長に強いメッセージを送ったが、届かなかったという。

❺感染死者数は10万人を超えて増え続けている。大統領の発言は国民からの共感を呼ぶとは思えない。トランプ氏のコミュニケーション能力の欠如、政治的な言い争いにおける説得力のなさを露呈した。

チョムスキー氏は、新型コロナウイルス禍で自称「戦時大統領」を演ずるトランプ大統領について、AFPのインタビューの中で「社会病質者で誇大妄想狂（Sociopathic megalomaniac）」

2019年武漢軍人オリンピック獲得メダル数

	国	金	銀	銅	合計
1	中国	133	64	42	239
2	ロシア	51	53	57	161
3	ブラジル	21	31	36	88
4	フランス	13	20	24	57
5	ポーランド	11	15	34	60
⋮					
35	アメリカ	0	3	5	8

であると答えた。[29]

世界軍人オリンピック（武漢）

日本では、事実がまるで知らされていない。外野席のフェイクニュースは巷《ちまた》にあふれるが、それは文字通り、インフォデミックにとどまる。正しい情報が致命的なほど欠けているために、趙立堅が「米軍が武漢に持ち込んだ可能性」を指摘した意味がまるで分からない。なぜ分からないのか。昨年10月18日～27日、武漢で「世界軍人オリンピック」（Wuhan Military Sports Game 2019）が開かれた事実が報道されていないからだ。

これは109カ国9308人の職業軍人が参加した軍人オリンピックであった。

この、武漢の軍人オリンピックに米国は選手を公式で172人（実際には369人[30]）を派遣したが、成績は上表のごとくであった。これははなはだ奇怪な悪成績だ。ホスト国の中国やその隣国ロシアの好成績はさて置くとしても、米国の成績が109カ国中のベスト30位に入らないのは、異常と見るほかない。軍人選手たちの体調が悪いとしたらその原因はなにか、気になるところだ。

そして大会に参加した米国籍の選手中5人が「マラリア」なる輸入性感染症に罹り、感染症専門病院金銀潭医院で診察を受け、2人が入院した。これについて地元の武漢テレビ（11月7日付）は夜のニュースで、「4名の特殊患者が現れて、軍人オリンピックを支えた主催者側（ここでは人民解放軍を指す）の縁の下の力を示した」と報じている。地元テレビのいう「特殊患者」とはなにか。それらの体調不良の軍人選手を支える軍の体制がどのように組織されたのだろうか。

その後、軍人オリンピックの会期終了後に、5人の病人たちは米軍の専用機でアメリカへと選手団とは別のフライトで帰国した。どうして彼らは専用機で帰国する必要があったのか。

趙立堅の強気姿勢の根拠と、中国政府の政治的判断

次ページの写真は、軍人オリンピックに参加した米国人選手がいわゆる「マラリア」に罹《かか》り、退院した際に病院関係者が花束で祝った美談として掲載された写真である。しかし趙立堅はこの事実を示唆して、「米軍が武漢に持ち込んだ可能性」を語っている。趙立堅は、実際には米国には多数の患者がいるはずだ、実は軍人オリンピック当時にアメリカで第1号患者が発見されたのではないか、感染者が軍人オリンピックに参加した選手ならば当然米軍病院で確認できるはずだ——と示唆した。そして趙立堅はツイートの最後に「米軍が武漢にウイルスを持ち込

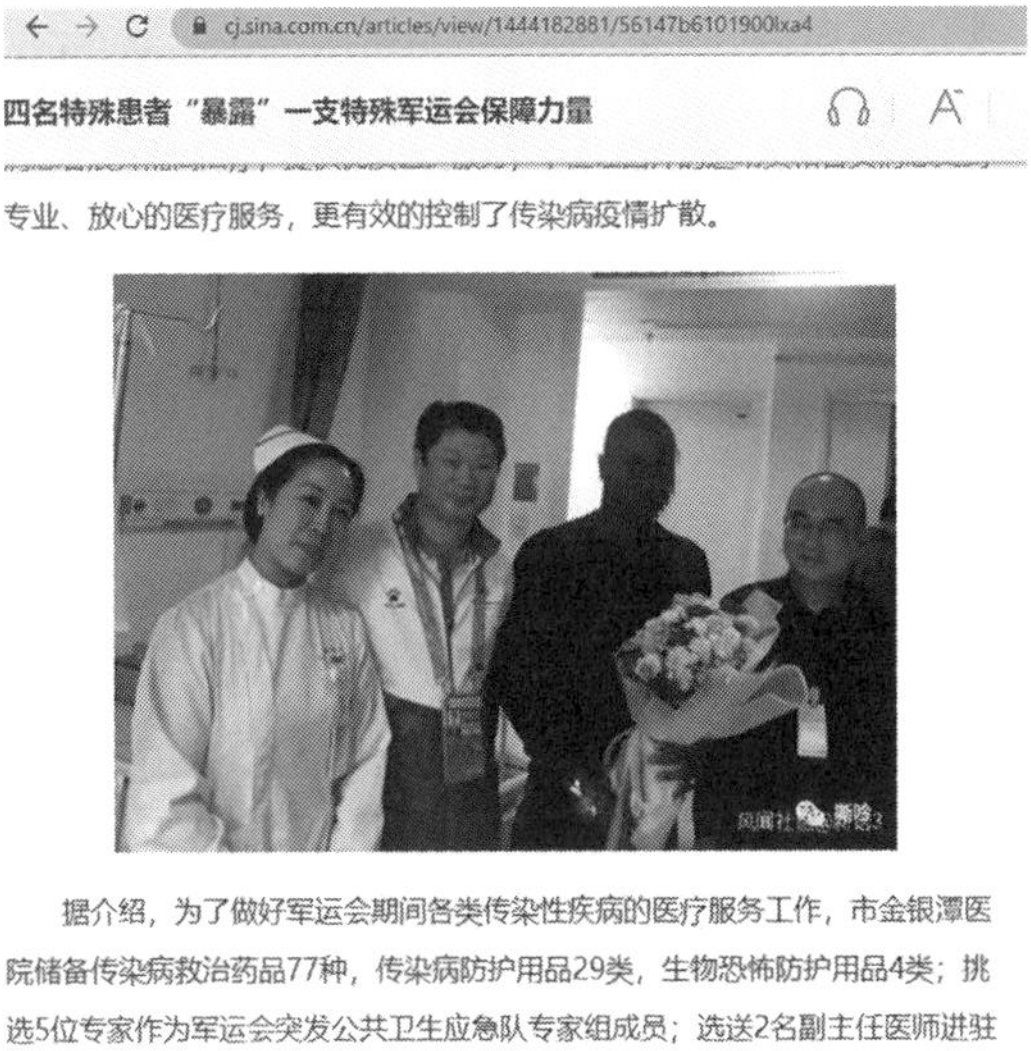
cj.sina.com.cn/articles/view/1444182881/56147b6101900lxa4

四名特殊患者“暴露”一支特殊军运会保障力量

专业、放心的医疗服务，更有效的控制了传染病疫情扩散。

据介绍，为了做好军运会期间各类传染性疾病的医疗服务工作，市金银潭医院储备传染病救治药品77种，传染病防护用品29类，生物恐怖防护用品4类；挑选5位专家作为军运会突发公共卫生应急队专家组成员；选送2名副主任医师进驻

「財経」2020年2月24日　https://cj.sina.com.cn/articles/view/1444182881/56147b6101900lxa4 のスクリーンショット

んだのではないか？」とたたみかけた。

その後「戦狼外交官」と評されることになる趙立堅の舌鋒は鋭く、ポンペイオ国務長官、そしてトランプを大いに刺激する結果となり、前述のようにトランプが「武漢ウイルス」「中国ウイルス」を連呼し、「中国による責任転嫁」を猛烈に非難する次第となった。

一方で、軍人オリンピックの選手たちが入院した、金銀潭医院（感染症専門病院）の張定宇院長は、新型コロナウイルスの感染が広がった後の今年2月22日、「南方周末」の取材に対して、依然かれらの病名は「マラリア」と答えている。これはおそらく、「11月初め時点、すなわち新型肺炎に気づく前の診断」（未確認の肺炎）を繰り返し

たものか。

張定宇院長は、5名の米国籍のスポーツ選手が「新型コロナウイルス患者になった」とするニュースはフェイクであるとして、かれらの病気は「いずれもマラリア（疟疾）」だと説明した。この記者会見について、上述5名の外国籍選手が罹患したのは、「輸入性伝染病」であり、いずれも「マラリア」であって、新型コロナウイルスとは関連がない、「マラリアは蚊にさされたか、あるいはマラリア患者の血液から感染する感染病であり、主な症状は、発熱悪寒、食欲不振である」と記事は結んでいる。

張定宇院長がなぜ「マラリア」といい、新型コロナウイルスとの関連を否定したのか。これはナゾである。しかし、ここには中国当局の政治的な判断がはたらいたと著者は推測している。つまり、診察時点での診断は「マラリア」であり、もしこの診断に問題があれば、正しい病名を米国側に発表させることによって、「貸しを作る」ことを狙ったもの、と著者は解釈している。

というのは、2019年にエスカレートした関税戦争が2020年1月15日のトランプ・劉鶴（副首相）会談をセレモニーとして、ようやく第一段階の合意がまとまったばかりであり、この合意を大事にしたかったからだ。米中関税戦争2018～19年の主な動きは次の表のごとくである。

表から明らかなように、2018年から継続していた米中関税戦争は年初1月15日に妥結し

米中関税戦争 2018 〜 2019

	米国の動き	中国の動き
2019年2月19日〜3月19日	2000億ドル分を対象とした10%から25%への関税引き上げを延期	
5月19日〜6月19日	合衆国通商代表部USTRの交渉担当官が中国は約束を反古にしたと非難し、貿易交渉を中断。2000億ドル分を対象とした10%から25%への関税引き上げを指示するとともに、3000億ドル分への追加関税を指示した	
6月19日		中国が600億ドル分への関税を最大25%引き上げと発表
7月19日	米中貿易会談が再スタート	
8月19日〜9月19日		中国が1ドル7元に交換レートを引き下げ
	商務省が2720億ドル分へ10%課税を9〜12月に行うと発表	中国が750億ドル分への5〜10%関税引き上げを9〜12月に行うと発表。米国輸入車に対する25%関税を再開
	2500億ドル分への現行関税を25〜30%引き上げを警告し、3000億ドル分への10%関税を9〜12月に15%へ引き上げると発表	
9月19日〜	米国は2500億ドル分への関税25〜30%引き上げを延期	中国が一部の関税を免除
2020年1月	第一局面調印	

Source: 2019 REPORT TO CONGRESS of the U.S.-CHINA ECONOMIC AND SECURITY REVIEW COMMISSION, p.40.

たが、これは「フェイズワン」の一時的紛争凍結にすぎず、つぎのトラブルがいつ発生するか予断を許さないものがあった。それを米中双方が強く意識しており、中国側は、ここで「貸しをつくっておけば外交的に有利になる」と読んだ可能性が考えられる。

この時中国は、米国で大流行し、死者2万人と米国疾病予防管理センター（CDC）が発表しているインフルエンザの患者のなかに、「新型肺炎患者の存在」を想定していたと考えられる。この文脈では、「米中が協力してコロナ退治に取り組もう」という提案意図も秘められていたに違いない。

ところが、米国は中国側の31回に及ぶ申し入れや「穏便処理」の外交折衝に応ぜず、逆に「武漢ウイルス」「中国ウイルス」という誹謗中傷で答えたため、これに対して、新任の外交部発言人・趙立堅が断固たる強硬姿勢で対処したというのが真相なのだ。この新戦略は、実は2月23日に行われ17万人が参加した中国の全国テレビ会議以来の、対米方針の具体的な展開の一歩にすぎない。

2月18日の治癒退院者は１８２４人で感染者１７４９人を初めて上回った。１０００万人の巨大都市武漢の封鎖を迫られて極度に守勢に立たされた習近平以下の中国指導部はテレビ会議を契機にコロナ制圧に自信を深め、攻勢に転じた。その時期も、強硬方針の具体的内容も、いずれも検討に検討を重ねた政策の展開なのだ。２月までの穏便処理方針をやめよう。トランプがケンカ腰ならば、中国も相手しようと強硬スタンスを決定し、「アメリカが新型コロナウイルスの発祥地である」という主張がなされるようになった。

米CDC当局による「武漢ウイルス」非難発言は、中国にとって反撃の機会をつかむ契機であったにすぎない。慎重に対米作戦を練り続けてきた結果を実行に移しただけなのだ。決して勇み足ではない。慎重に計算されたうえでの攻勢だ。強硬姿勢の背後には、「新型肺炎は中国で現れたが、発生源が中国とは限らない」という、鍾南山の提起した認識があった。

日本では報道ゼロの軍人オリンピック

要するに武漢軍人オリンピックのなかから「第1号患者」が現れた可能性を趙立堅は想定している。ただし、まだ十分な確証は得られない。その分だけ歯切れが悪いが、日本では、軍人オリンピック自体の存在さえ知られていないので、中国側の責任転嫁にしか見えない。これは日中間に横たわる「壮大な誤解」ではないか。ついでにいえば、2015年の軍人オリンピックは韓国の聞慶市で開かれたが、日本はこれにも参加していないため、その情報も皆無だ。ここにも日韓関係の深い断絶が潜む。

繰り返すが、2015年に韓国で開かれた軍人オリンピックにも、2019年に武漢で開かれた軍人オリンピックにも、日本の自衛隊は参加していない。自衛隊と世界軍人オリンピック事務局との関係は不明だが、隣国韓国や武漢で開かれた国際イベントに日本がまるで蚊帳の外というのはまことに不自然である。2020年の東京五輪について平和が語られたが、もし真に平和を考えるならば、民間人の五輪よりも、職業軍人同士の親睦のほうがはるかに有効だと見るのは、当然ではないのか。日本の政治において、安全保障に関わる分野で、このような倒錯現象が少なくない。もし日本の安全保障を真に考え、世界平和を真に考えるならば、職業軍人間の相互理解、相互親善のためのスポーツ大会のほうが、東京五輪よりはるかに意義深く、有効ではないのか。

にもかかわらず、日本は韓国聞慶の世界軍人オリンピックを無視し、武漢の軍人オリンピックを無視し、東京２０２０五輪だけを突出させてきた。それがいま1年延期を余儀なくされ、1年後の実行さえもあやうい混迷のさなかにあるのは、なんたる皮肉か。誤った安全保障論に対するウイルスの反撃と見てよいのではないか。要するに日本はすでに「世界の孤児、アジアの孤児」になりつつあるが、それを自覚できず「世界第二の経済大国」なる失われた夢に酔っている。ウイルスはその迷夢を撃つ。

軍人オリンピックからのオランダ第1号患者

香港の英字紙「ＳＣＭＰ（サウス・チャイナ・モーニング・ポスト）」（２０２０年3月13日付）によると、中国当局が２０１９年中に罹患を確認した２６６人を調べたところ、第1号患者は、２０１９年11月17日に発見された「55歳の湖北省居民」であった。なおこれまでの第1号患者は12月1日に発病し、8日に報告された「70代の脳梗塞患者」とされてきた。この老人は寝たきりであり、華南海鮮市場には出入りしていない。時期が異なり、海鮮市場と無縁な点に注目したい。

さらに3月24日、世界の第1号患者とされる人物の名前が中国の「捜狐」というサイトに掲載された。これによると、第1号患者の名は、武漢の軍人オリンピックに出場したアメリカ人選手、マアチャ・ベナッシ（Maatja Benassi）である。彼女はフォートベルボア基地諜報軍オフィサー、武装警備員であり、要するに生物化学部隊基地の警備を担当する諜報軍兵士の一員だ。２０１９年7月、米国は突然この基地を閉鎖した。

マアチャ・ベナッシは武漢軍人オリンピックの女子ロードサイクルの参加選手であり、米国が専用機で武漢から送還された5名の米軍兵士の一人である。マアチャ・ベナッシの夫、マアット・ベナッシも軍のサイクリストとして働く。夫には双子の兄弟、マイケル・ノートルダムとベニー・ベナッシがいて、ベニーはオランダの初の新型コロナウイルス感染者＝第１号患者であり、発病前にイタリアで最も感染が広がったバロディ地区を旅している。

金燦栄（中国人民大学教授）も、自身のユーチューブで、４名のバージニア州人（米国人３名とカナダ人１名）が「第1号患者」であると発見したと伝えた。

ベナッシを第1号患者と特定する背景には、以下の米国側事件がある。

❶米国で２０１９年7月メリーランド州のフォート・デトリック生物化学部隊基地が閉鎖された。「ニューヨーク・タイムズ」（8月5日）はその理由を「実験室の排水浄化が不完全なた

め」と書いた。

だが、人々はこの解説を疑った。というのは、❷基地が閉鎖されてまもなく、肺炎に似た「電子タバコ病」が広がったことである（93頁を参照）。ほんとうに電子タバコが原因なのか。
❸同じ頃、米国ではH1N1インフルエンザが流行し始めた。
❹そして10月には、米国政府機関等多くの組織が参加し、「イベント201（Event 201）」と名付けられた「グローバルな対感染症演習」が行われている。

武漢における世界軍人オリンピックは、米国における上記のような出来事のあとで開かれたのだ。そして武漢で2019年12月初め、いわゆる「新型コロナウイルス」による「新型肺炎」患者が現れ、2020年2月中旬をヤマ場として中国では鎮静化に向かうが、ウイルスは国境を越えてまずヨーロッパ諸国を襲い、ついで米国に迫った。

フォート・デトリックと731部隊

生物化学戦研究をしているメリーランド州、フォート・デトリック（旧名キャンプ・デトリック）は、米軍における、文献ならびに実験をもちいた細菌戦研究の拠点となっている。731部隊の石井四郎隊長を始め、多くの幹部が、米国に研究データを引き渡すことと引き換えに免責となったのち、ここフォート・デトリックに資料が所蔵された。

2001年、9・11テロ事件後に「炭疽菌」を使ったテロが行われたが、その炭疽菌は、フォート・デトリックから流出したものであると確定している。開発チームのリーダーは訴追前に自殺した。

2019年7月、この基地は突如閉鎖され閉鎖は数カ月に及んだが、現在は再開している。

4月24日の「人民網日本語版」は以下のように伝えた。


「国務院共同感染対策メカニズムの記者会見において、記者から『海外メディアの最近の報道によると、米軍はメリーランド州のフォート・デトリック基地にある生物化学兵器研究所を再稼働させ、情報を知った多くの住民が現地を離れ始めている。数多くの証拠から、昨年8月に緊急閉鎖された原因について不審な点が多い同研究所は、新型コロナウイルスの発生源で、米国で秋と冬のインフルエンザの大流行を引き起こし、その後ウイルスが武漢市で開かれた世界軍人運動会に参加した米国の軍人を通じ中国で変異し、再び大流行した可能性が疑われると米国で指摘する声が上がっている。この問題についてはどう考えているか』という質問があった。」[31]

米国は七つの問題に返答せよ

以上のようなことを受け、「米国はＷＨＯに真相を説明せよ。なぜ５名の特殊な兵士だけを武漢五輪後に専用機で帰国させたのか！」というブログ[32]が発表された。以下はその要旨である。

新型コロナウイルスが米国起源か否かは、実は簡単に検証できる。米国が特別機で武漢から送還した５名の軍人のウイルス型が、武漢で罹患した患者に特有なＣ型に属するか否かをＷＨＯが調べれば、すぐ分かる！

いま世界中で人々が疑問を感じている焦点は、以下の２点である。すなわち

❶２０１９年10月末、米国はなぜ大きな代価を払って専用機を用意し、「武漢世界軍人オリンピックに参加した」５名の罹患運動選手を武漢から送還したのか？

❷米国チームの成績はきわめて不可解だ。射撃競技において金メダルはゼロ（中国隊は１３３コの金メダル）、順位は世界第35位であった。米国が派遣した３６９人の軍人選手は、射撃経験のない特殊な生物化学部隊ではなかったのか？

最大の疑問は米国が５名の罹患選手を武漢から送還するに際して、「なぜ専用機を用いたか」である。当時、軍人オリンピックは終わっていたのであるから、普通の疾病ならば２日

待たせて、他の約360名の軍人選手と一緒に帰国すればよいではないか。もう一ついえば、武漢国際空港で通常の民間航空機に搭乗すればよいではないか！

これらの軍人が軍人オリンピック後にウイルスを散布するに際して、不注意のために自らが罹患した生物化学部隊ならば、発熱し重症になる前に米国に送還しなければならない。さもなければ中国側がウイルスの持ち込みに気づく結果となり、米国の陰謀は露顕してしまい、ここですべてが崩れる。中国側が直ちに武漢封鎖を決定し、米国は重大な政治的結果に直面する。それゆえ米国は速やかに専用機を派遣し彼らを送還した。

一つは中国側が気づく前に、もう一つは360名の他の選手に感染させないために、専用機で送還した。罹患した5名の兵士のウイルスが武漢で罹患した患者と同じ「C型のウイルス毒」かどうかを検査すべきである。遺憾ながらこの5名はすでに、この世から蒸発してしまった。

新型コロナウイルスの系統樹は、ABCDEの五つからなる。AB家族は第一世代であり、第二世代C家族は第一世代の子である。第三世代DE家族は第二世代C家族の子である。中国大陸の8万人の感染者のウイルス株はすべてC型であるのに対して、米国の感染者はABCDE型、すべて揃っている。繰り返すが、武漢C型は、AB型の子である。第一世代のAB型がなければ、どうして第二世代の子が生まれるであろうか？

2019年8月に米国最大の生物化学兵器基地（フォート・デトリック）が緊急閉鎖され

た。その後、米国で、いわゆるインフルエンザが大流行し、すでに1万人余が病死した。10月下旬、武漢で世界軍人オリンピックが開かれ、米兵たちは武漢街角のいたるところをぶらついた。11月に武漢で新型コロナウイルス患者が現れ、いまや全世界で大流行している。

問題の焦点は、以下の7カ条である。

❶「第1号患者」は、結局誰なのか「氏名と死亡時期、ウイルス型のゲノム」。

❷武漢市の華南海鮮批発市場は、ほんとうに感染の起源地なのか。

❸米国生物化学兵器実験室フォート・デトリックで、コロナウイルスを研究した目的は何か。

❹2019年8月、米国最大の生物化学兵器基地はなぜ緊急閉鎖された[33]のか。

❺「米国で米中共同研究を行っていた」米国研究所はなぜXXチームに対して数千頭のキクガシラコウモリの研究材料を依頼したのか。

❻ゲノム配列を調べて、中国にはなぜC型だけしか発見できないのに対して米国患者からはABCDE型、すべての型を発見できたのか。

❼米国疾病予防管理センター（CDC）所長レッドフィールドの答弁によれば、インフルエンザとして扱われた患者のなかに、実際には新型コロナウイルス患者も含まれていた。では、それらの新型コロナウイルスによる死亡者のカルテを公開されよ。

軍人オリンピックにおけるフランス、スペイン、イタリアへの感染可能性

武漢軍人オリンピック（２０１９年10月18〜27日開催）で新型コロナウイルスに感染したと主張するフランス女子10種競技の優勝者エロディ・クルベル（Elodie Clouvel）の証言を、フランス国際放送ＲＦＩが５月６日に報道し、翌７日に英ミラー紙が詳報した。ただし、フランス国防相は軍人オリンピックで感染なしと否定している。

これらの報道を受けて、５月７日ＡＦＰ電は、フランスにおける第１号患者について、次の解説記事を報じて注目された。

「フランスでは、２０２０年１月下旬にクラスター（感染者の集団）が発見された。だが、抗菌薬の専門誌ＩＪＡＡで発表された最新研究では、新型コロナウイルスがその１か月前にはすでに同国内に存在していたことが示唆されている。

仏パリにあるアビセンヌ病院（Avicenne Hospital）とジャン・ベルディエ病院（Jean-Verdier Hospital）でインフルエンザに似た症状で集中治療を受けた患者14人から採取した検体のレトロスペクティブ（後ろ向き）分析を行った結果、患者の１人が新型コロナウイルス陽性であることが明らかになった。この患者は仏国内に住む42歳の男性で、中国への渡航歴はなかった。男性が入院したのは12月27日だった。

アビセンヌ病院感染症部門を統括するオリビエ・ブショー（Olivier Bouchaud）氏によると、

新型コロナウイルスは初め『静かに、誰からもその存在を気付かれることなく』拡散するという。

そのため、より以前の感染の証拠が見つかりさえすれば、多くの科学者が推測していたことが裏付けられるだろうと、ブショー氏はＡＦＰの取材に語った。」[34]

さらに軍人オリンピックからは、スペインの選手の中からも感染者も出ている。

スペインの英字紙「オリーブ・プレス（The Olive Press）」は5月8日、以下のように報じた。

「２０１９年10月に武漢五輪から帰国したスペイン選手はコロナウイルスの症状を示した。スペイン国防部によれば、一人として検査を受けなかった。スペイン選手団は約１７０名であった。ある選手は『エル・モンド』紙に『当局は喉の痛み、あるいはインフルエンザ扱いしてすでに治癒したと扱ったが、これはまずかった』と語った。

中国はＷＨＯに12月31日になってようやくコロナウイルスを通報したが、これは軍人オリンピック閉幕65日後であった。この週に、フランス選手の症状が出たあとで、スペイン選手団のリーダーは、参加した選手にパンデミックの症状の有無を尋ねた。

スペイン国防部は五輪参加者が症状を示していることを知らず、これからテストするのでは遅すぎることを知らない。スペイン選手団の宿舎はフランス宿舎の近くではなかった。」[35]

他に、イタリアのフェンシング選手（Matteo Tagliariol）がコロナに罹患したのではないかという疑惑について、イタリアの「ゴスパニュース（Gospa News）」は5月7日に以下のように報道した。

「武漢の軍人オリンピックの最中に、多くの選手にひどいインフルエンザが蔓延した。」

「私たちは病気になり、彼はトレーニングを3日間休みました。そして、軍医と話すと、彼はわたしたちに『代表団のほとんどが病気になったので、あなたたちも感染したのでしょう』と言いました。（…）彼ら二人の証言によって、急性呼吸器症候群がすくなくとも2カ月前には存在していたという仮説を裏付けている。」[36]

このように、軍人オリンピックに参加した多くの選手に症状が見受けられていた。

空母ルーズベルト号のコロナ感染事件

中国が、アメリカ起源説を主張するのは、軍人オリンピックだけが根拠ではない。第1章で前述した、米海軍の原子力空母「セオドア・ルーズベルト」号の存在がある。

4隻の米原子力空母乗組員が新型コロナウイルスに感染した。セオドア・ルーズベルト号は

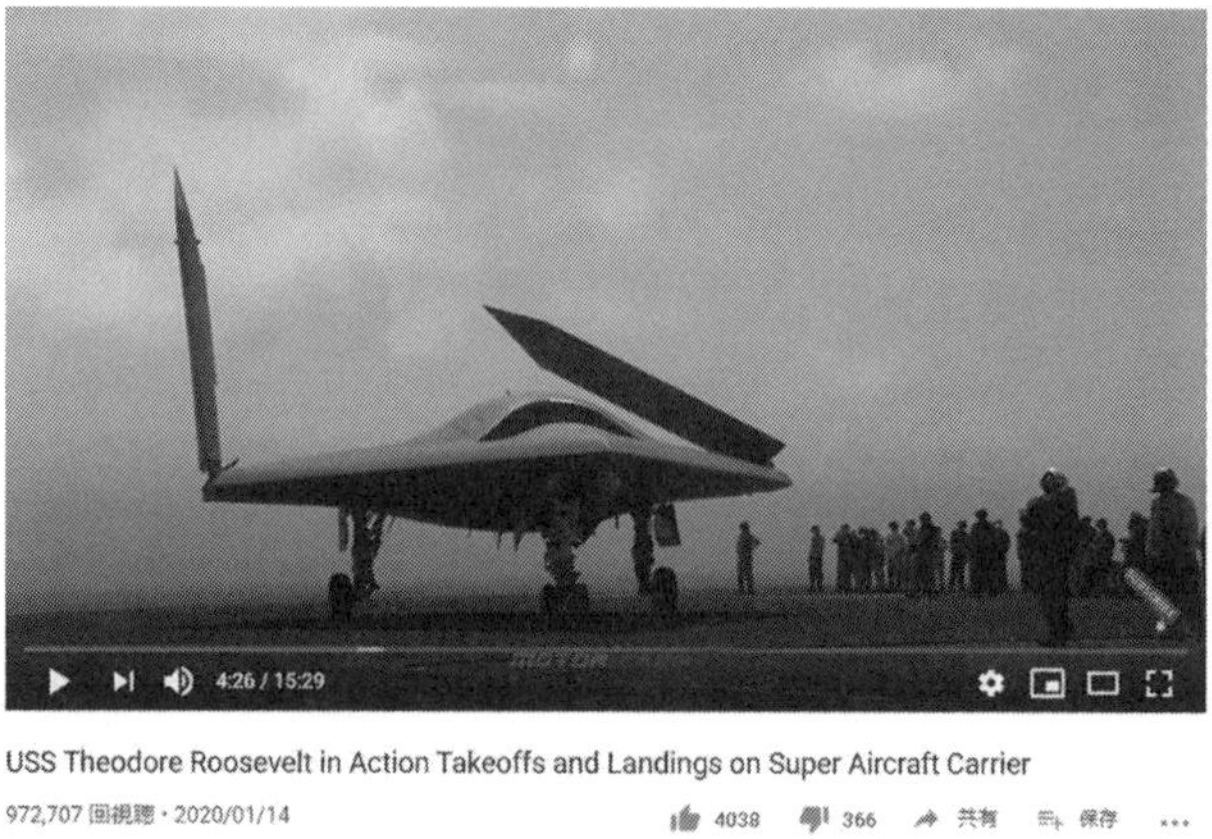

1月14日ルーズベルト号訓練　出所：https://youtu.be/YGky5g0wVNo のスクリーンショット（米国海軍）

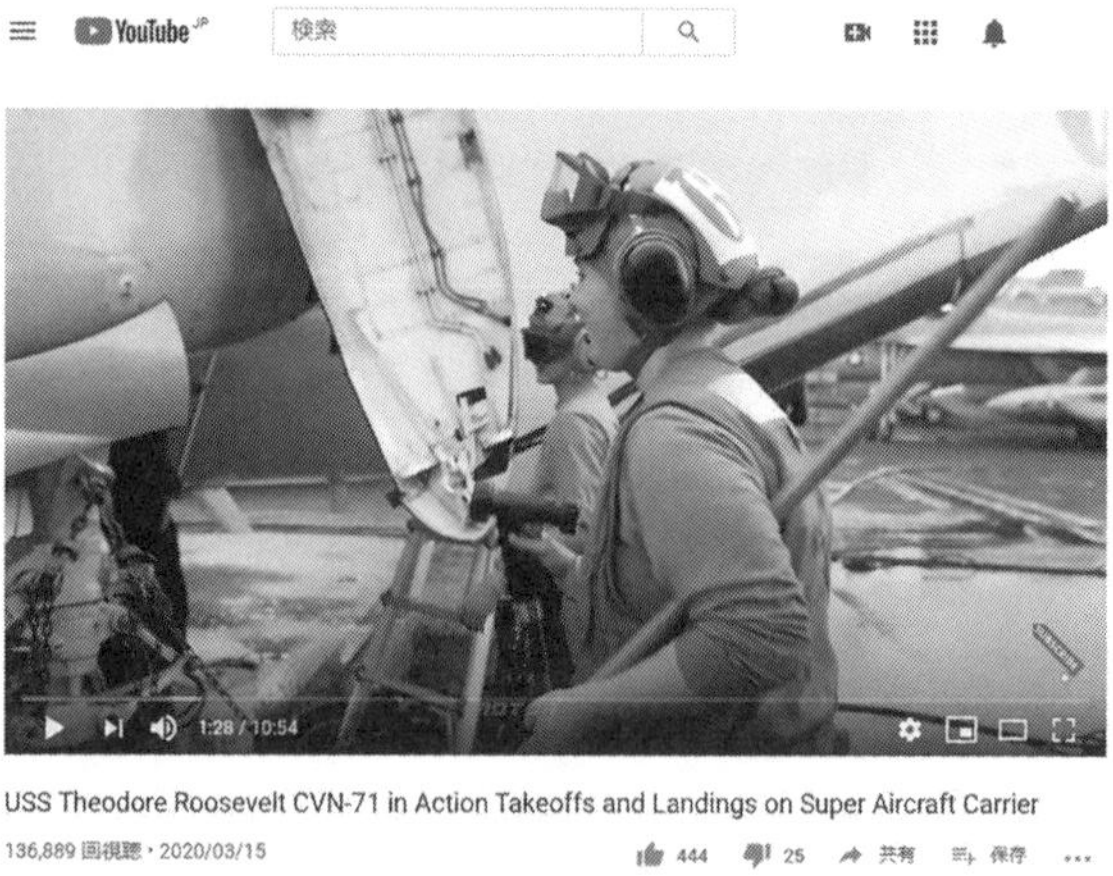

3月15日ルーズベルト号訓練　出所：https://youtu.be/CqDXS9HTHs4 のスクリーンショット（米国海軍）

416名の患者が発生、艦長は解任され、艦長解任を決定した海軍代理長官も解任、海軍は混乱に陥っている。ニミッツ号は2名感染、15名が検査中。カール・ビンソン号も若干名が、横須賀で修理中のロナルド・レーガン号でも乗組員が感染した。

空母ルーズベルトがカリフォルニア州サンディエゴにあるノースアイランド海軍基地を出航した日付は公表されていないが、2020年1月14日に洋上における離着陸訓練を行っていることから推測すれば、14日当日あるいはその前日であろう。同空母の訓練動画は二つホームページで見ることができる。すなわち1月14日付および3月15日付である。

ロイター電によると、同空母は3月9日ベトナムのダナン港に着き、5日間滞在した。[37]この間に罹患した可能性が小さいことは、米国国防総省のホームページで公表された海軍作戦部長ギルディ提督の次のコメントから察せられる。

すなわち、ギルディ提督は、海軍感染者は86名中、57名は出動中（active-duty service members）、13名は軍属（Navy civilian employees）、11名は軍人家族等（Navy family members and five contractors）と説明し、海軍の約3分の1は海上勤務であり、約300隻のフリートの100隻に乗船していると補足した。さらに空母ルーズベルトは3月9日から5日間ダナン港に寄港したが、感染者3名をダナン港と結びつけて解釈するのは難しい。帰艦に際しては「強化された医療スクリーニング」を行っているからだ、と解説している。[38]

このギルディ解説は何を意味するか。意味深長だ。空母ルーズベルトは1月14日の出航以来、ダナンに寄港した5日間を除けば、船員たちは隔離されてきた。そこで620名［最終検査では1023名］にも及ぶ集団感染が生じた事実は、カリフォルニア州サンディエゴ湾にあるルーズベルト号の母港、ノースアイランド海軍航空基地で乗り込んだ約4800名の中に、無症候の感染者（サイレントキャリア）がいたことを示唆している。

一般には、ダナン寄港から、港町のバーガールから感染したと想像されがちだが、当時のベトナムでは、ハノイ周辺に若干の感染者が現れただけで、流行してはいなかった。ここで強調しておくが、ベトナム6月初旬に到るまで新型コロナウイルスによる死者はゼロを誇っている。麻生流にいえば、民度は「チョー高い」のだ。

ルーズベルト号では3月24日、3人の罹患者が報じられ、まもなくさらに5名に増え、その後200名と報じられた。しかしながら、その後の感染状況から推測すれば、1月14日の出航時点ですでに感染していたが、発病するに至らなかった兵士（サイレントキャリア）を載せていた疑いが濃厚だ。3月31日空母はグアムのドックに入港したが、クロージャー艦長（Capt. Brett Crozier）は30日付の国防総省宛の書簡で緊急救助を要請した。しかしこの書簡の内容が流出したことを問題視され、クロージャー艦長は4月2日に解任され、下船後には自らも新型コロナウイルスに感染していることが確認された（この解任を決めたモドリー海軍長官代行はその後辞任。調査がなされており、クロージャー氏は復職する可能性がある）。

空母ルーズベルトは、一時「フィリピン沖で活動中」と報じられたが、実は南シナ海で、中

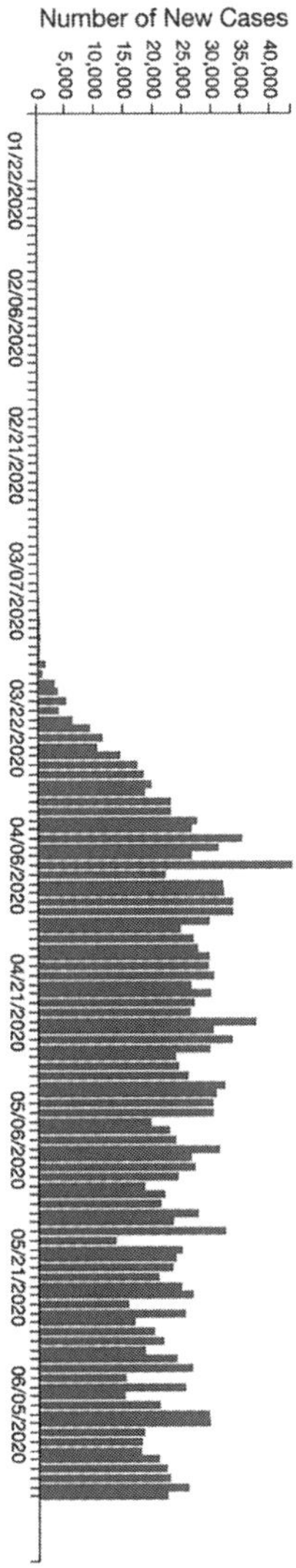

アメリカの患者数
出典：ＣＤＣホームページ「Cases in the US」より
https://www.cdc.gov/coronavirus/2019-ncov/cases-updates/cases-in-us.html

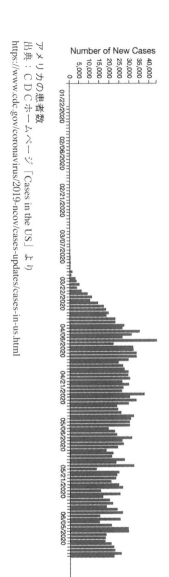

国海軍の行動を監視し、抑制する活動を行っていた。そこで3月24日、まず8名の水兵のコロナ感染が伝えられ直ちにグアム港に引き返したが、感染者を病院にヘリコプターで運ぶ過程で病床はあふれ、残りの患者をホテル等に手配するよう求めた。すでに米国にはコロナ感染者の扱いを決めたマニュアルがあり、グアム当局はこれによる扱いを主張したが、感染者は200名をすでに超え、さらに感染が広がる形勢のもとでクロージャー艦長は海軍本部に緊急救援を求めたものである。「いまは戦時ではない。この状況下で4000名以上の青年男女の生命を危うくしてはならない」と訴えている。書簡が流出したことでマスコミの大きな騒ぎとなり、米国海軍は太平洋艦隊2カ月の活動停止を決めたが、感染の急速な拡大は横浜でのダイヤモンド・プリンセス号の事例を想起させる。

前頁のグラフは、米国CDC統計による感染者の増え方を示すが、米国の感染者は1月21日の「第1号患者」認定以後、1~2月は、足踏みを続けて、3月以後に爆発的な増え方を示している。これは二つの意味で他国のケースと際立った対照を見せている。

一つは、第1号患者が発見されて以後の感染速度があまりにも鈍い。もう一つは、3月に入って以後、特にニューヨーク州のケースが示すように、爆発があまりにも急激である。1~2月の「足踏み」は、この間のコロナ患者を誤って「インフルエンザの患者」に分類していたことを示唆する。この間にいくつものクラスターが生まれていたために、それらが3月の大爆発をもたらしたと推定できるであろう。コロナ感染者を「インフルエンザと誤認した」ことが第一の誤りである。

次に、空母ルーズベルトは1月14日に出動を前にした全面的点検訓練を行っていることが動画から理解できる。この出航は1月21日に米国における新型コロナウイルス第1号患者が認定される「1週間前」のことであり、この事実は、海軍当局がコロナ感染に対する認識を持たず、単にインフルエンザの検査だけを乗艦前に行ったのではないかという疑惑を生む。米国における新型コロナウイルス感染発生の事実を認識していないので、当然のことながらコロナを検査する「検査キット」も用意されていない。

以上の検討から判明したことは、空母には、コロナウイルスの「サイレントキャリア」が乗船し、それが艦内で感染した可能性である。明らかに中国経由ではない空母ルーズベルトにおける感染爆発という衝撃的な事実を通じて、実はアメリカ国内で2019年から新型コロナウイルスが発生していたということが示唆される。

その後、空母ルーズベルトの乗組員たちを対象に抗体検査が行われたが、2020年6月9日の米軍「STARS & STRIPES」はその結果を次のように伝えている。記事のタイトルは「空母ルーズベルト号乗組員がコロナの健康な若者に対する感染力が明らかに（New study of USS Theodore Roosevelt sailors reveals how coronavirus affects young healthy adults）」である。[39]

これによると、ルーズベルト号では、4800名の乗組員中1273名、すなわち26・5％が新型コロナウイルスに感染した。非感染者の中から検査を志願した382名を対象に「抗体検査」を行ったところ、❶6割が抗体をもっていた。うち59％の者は免疫を示す「中和抗体」をもっていた。❷抗体がある乗組員中、1・6％には中和抗体がなかった。❸382名のボランティア乗組員中、5人に1人、より正確には18・5％が無症状（asymptomatic）であった。

この記事は、「今回の抗体検査によって、健康な若者が（新型コロナウイルスの）免疫を獲得する初歩的なイメージを把握できた（This finding may give us an early glimpse into actual immune protection against [the coronavirus] in young adults）」と結んでいる。

ルーズベルト号の感染事件は二つの意味で重要だ。一つは、日本の専門家たちは抗体ができても再感染するかどうか分からないなどと曖昧なことを語り、抗体検査の意義を否定的に語り続けているが、ここでは健康な若者は自然に感染し、一部は無症状のまま「中和抗体」を作り免疫を得た事実を実証した。このような免疫作戦、免疫獲得者を増やすことが感染症対策の王道であることを証明した。

もう一つは、ウイルス源泉に関わる。乗組員の乗船が出航した1月14日以前にすでにサイレントキャリアが含まれていた可能性が強いことへの裏付けである。

ゲノム解析が待たれる

ここから分かるように、新型コロナウイルスは、米国（フォート・デトリック＝生物化学基地閉鎖）、武漢（世界軍人オリンピック）、欧州（ミラノ、トリノ）のいくつかの地点で発生し

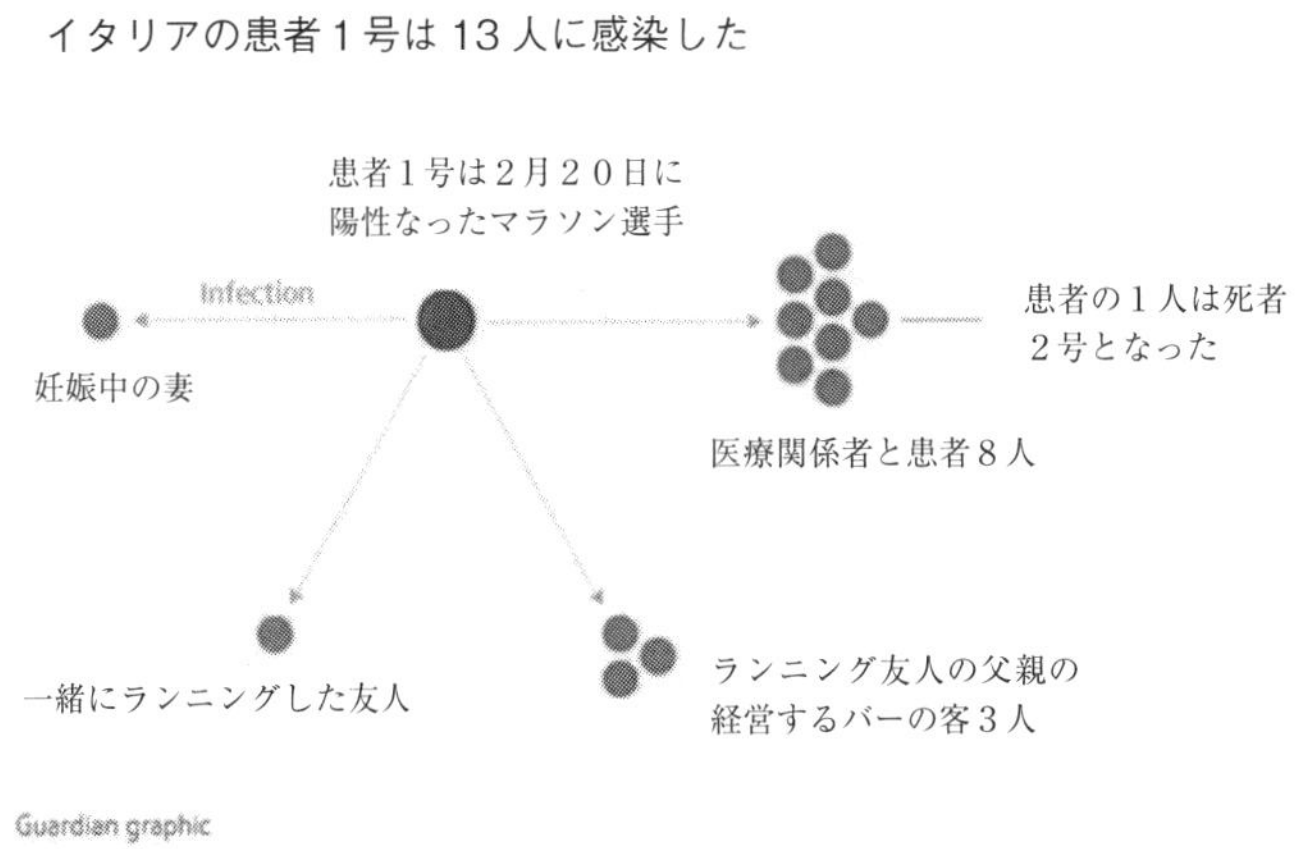

イタリア第1号患者による13人への感染（ガーディアン、2020年2月26日）

た可能性があり、伝播過程の真相は、今後のゲノム解析を待って明らかになるであろう。

　実際にイタリアでは、第1号患者から院内で8人、ほかで5人、都合13人が感染。感染経路は、英ガーディアン紙によると、次の図の通り。[40] イタリアの感染ルートは、中国経由ではなく、英国経由ルートとドイツ経由ルートと見られている。

　英国ゲノム・コンソーシアム（Genomics UK consortium = Cog-UK）によると、中国からの流入は、英国のアウトブレイクにほとんど影響を及ぼさなかった。

　2万人以上のウイルス標本のゲノムを分析したところ、スペイン33・6%、フランス28・5%、イタリア14・4%、ベルギー6・5%、オランダ4・5%、アイルランド3・1%、スイス3%、米2・1%、その他4・4%、中国0・1%であった[41]（123頁図参照）。

もう一つ、オーストラリアの場合を見ておこう。次の円グラフは、オーストラリア政府衛生部が3月22日現在で、海外で新型コロナウイルスに感染した患者１０９８人（死亡７人を含む）を調べた結果である。ヨーロッパ諸国と米国からの輸入が８割を占めるほど多いこと、対照的に中国からの患者が少ない事実が読み取れる。

オーストラリアのモリソン首相は「米国からの輸入による患者が多いのは、米国とオーストラリアの交流の頻繁な事実の反映だ」と解説した。この図を引用したのは、中国科学院の雑誌『国家科学評論』（３月３日）にも転載された「SARS-CoV-2の起源とその持続的変化（On the origin and continuing evolution of SARS-CoV-2)」という論文である。

感染はいつ、どこで始まったか

このほかにも、ＡＦＰやＣＮＮの記事で、研究者によるゲノム解析が進んでおり、人への感染がいつ頃始まったのかという調査が進展していることについて報じられている。

「イタリアの研究によると、新型ウイルスが同国北部ロンバルディア（Lombardy）州に到達したのは1月後半から2月初めの間だった。最初の感染が確認されたのはその数週間後の2月20日だった」[42]。

海外で新型コロナウイルスに感染したオーストラリア人の感染地域割合

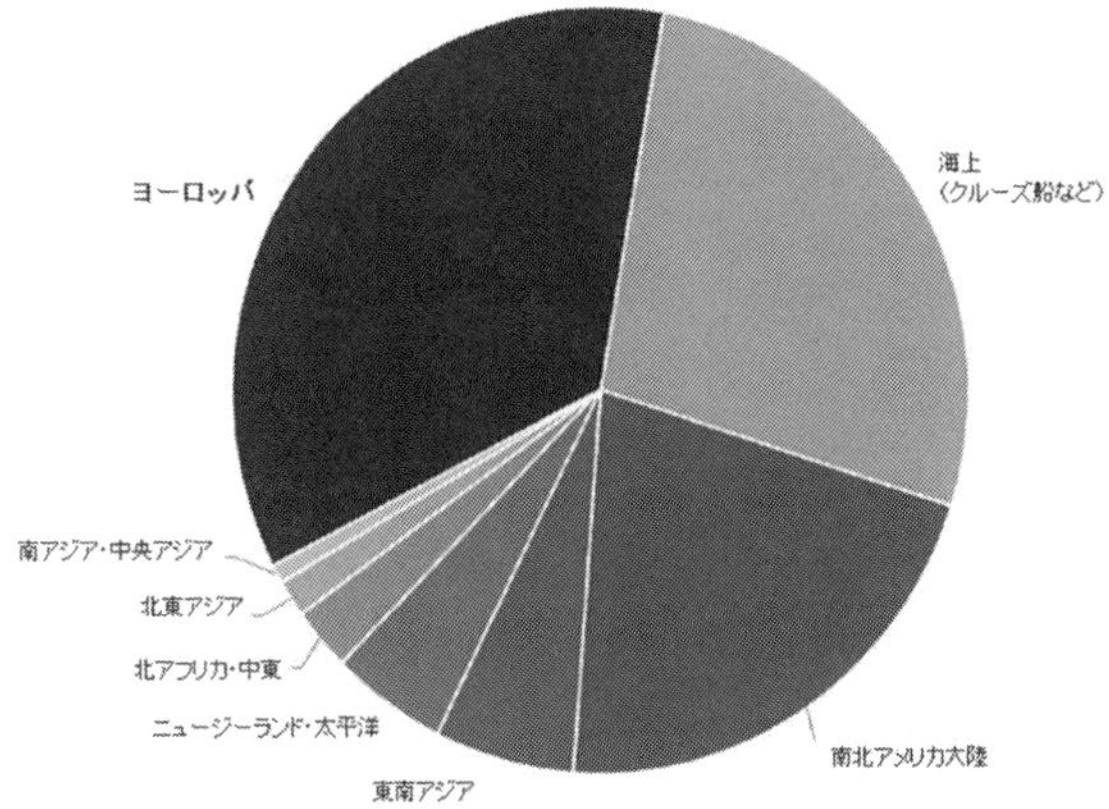

オーストラリアのウイルスはヨーロッパおよび米国起源である
出所：オーストラリア政府ホームページ

主な感染地はヨーロッパ
2月28日から5月29日までの感染者の80%がヨーロッパから感染

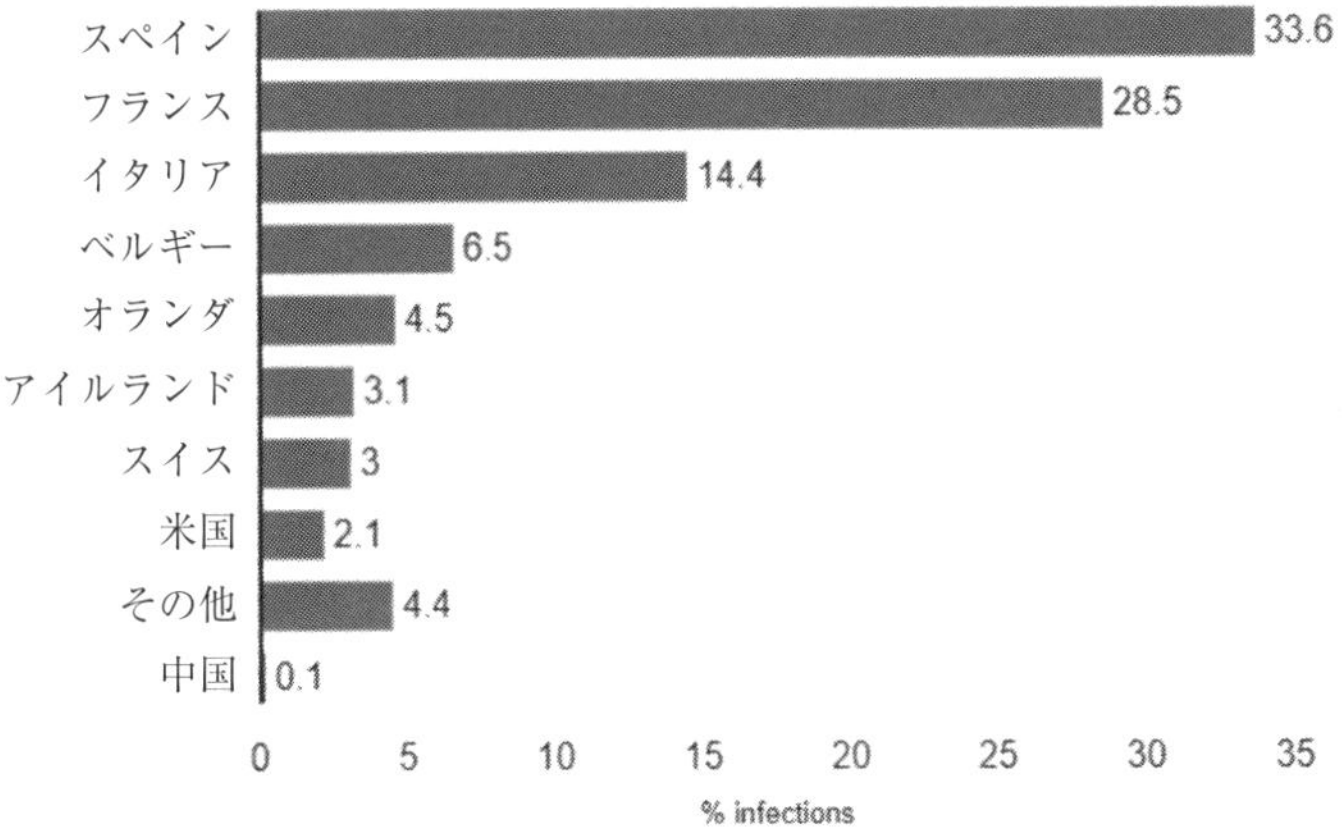

イギリスの患者の感染地域
https://www.bbc.com/news/health-52993734
データ元：英国ゲノム・コンソーシアム（COG-UK consortium）

「英国ロンドン大学（ＵＣＬ）のフランソワ・バロー教授らが、世界各地の感染者７６００人以上から検出されたウイルスの遺伝子データを解析し、感染遺伝学の専門誌に査読済みの論文〔引用者加筆：「新型コロナウイルスにおけるゲノムの多様性と最近の突然変異による脅威（Emergence of genomic diversity and recurrent mutations in SARS-CoV-2）」[43]〕を発表した。

それによると、世界の科学者らが新型ウイルスの遺伝子データを共有している大規模なデータベースを用い、チームは、各地で異なる時期に検出されたウイルスの変異状況を調べた。全てのウイルスの変異をさかのぼった結果、**２０１９年末の時点に共通の起源**があるとの仮説が裏付けられた。人への感染はここで始まったことが確認され、以前から感染が広がっていたとする説は否定された。

これまでの研究によると、新型ウイルスはコウモリに由来し、さらに別の動物を介して人に感染したとみられる。最初の感染者は昨年12月、中国・武漢市で報告された。一部の医師らは、感染が何カ月も前から静かに広がり、すでに多くの人が免疫を獲得している可能性に期待を寄せてきた。

バローは『私自身もそれを期待していた』としたうえで、実際の感染者は多くても世界人口の１割程度だろうと述べた。バロー氏によると、新型ウイルスは猛烈な速さで世界のほぼ全ての国に拡散した。欧米諸国でも、最初の感染例が報告された１～２月より何週間、場合によっては何カ月も前から広がっていたことがうかがえる。同氏は一方で、新型ウイルスが

変異を繰り返しているからといって、悪い方向に変化しているとは言い切れないと指摘。ウイルスの感染力や毒性が強まっているかどうかは、今のところ断定できないと語った。」[44]（強調引用者）

進む抗体検査による全貌解明
——クオモ知事、武漢市の抗体検査

さて、ニューヨークのクオモ知事は、積極的に感染抑制をしたことで一躍有名になったが、4月20日から３０００体の抗体検査を始める意向を明らかにし、この抗体検査によって、ニューヨーク州の市民がいつ罹患したかが分かるのだと解説した。筆者はこれに大きな関心を寄せている。

4月24日、テレビ朝日は「ＮＹ州知事２７０万人感染の可能　性公式発表の約10倍」とＡＮＮニュースを伝えた。以下はその引用だ。

「新型コロナウイルスの感染者数・死者数ともに世界最多のアメリカで、ニューヨーク州のクオモ知事が『抗体検査の結果、２７０万人が感染した可能性がある』と明らかにしました。ニューヨーク州、クオモ知事『（州内の）13・9％の人が抗体を持っています。何を意味するかというと、これらの人々は過去にウイルスに感染し、抗体を生み出したということです。3000人のみ対象とした限定的な調査です。（州の人口で単純計算すれば）13・9％は270万人にあたります』。発表されているニューヨーク州の感染者数は約26万3000人で、［公式発表の］約10倍の数字となります。また、特に感染拡大が深刻なニューヨーク市内に限ると、21・2％の人から抗体が確認されたということです。

この270万人という数字について、ニューヨーク州のマウントサイナイ医科大学で抗体検査に携わっているフロリアン・クラマー教授は『高すぎる。可能性としてはあり得るが、私は6〜8％、あるいは10％が現実的だと思う。検査対象の人の情報や検査の正確性を明らかにしてほしい』とツイッターに投稿し、検査の詳細を公表するよう求めました。潜在的な感染者数に関してはアメリカだけではなく、中国についても感染者数が公式発表の4倍以上とする論文がイギリスの医学誌で掲載されました。香港大学の研究チームが発表した論文によりますと、中国での2月中旬の感染者数は、政府発表では約5万5000人とされていましたが、実際は23万2000人に及んでいた可能性があるとしています。研究チームは、中国政府が除外していた患者を計算し直して、実際の感染者数を割り出したとしています。」

（ANNの引用終わり）

6月25日、ロイターは、「米当局者は、抗体検査に基づく米疾病対策センター（CDC）の推計によると、米国の新型コロナウイルス感染者数は2000万人を超えている可能性があると明らかにした。公式統計の10倍に当たり、多くの人が感染しても無症状だったか、症状が出ても軽症だった可能性がある」と伝えた。[45]

一方で、中国でも大規模な検査が行われている。新華社通信の報道によれば、4月14日から武漢市当局は住民1万1000人を対象に抗体検査とPCR検査を開始し、「こうした調査は、武漢市以外の北京や上海など9つの市や省でも行われる」という（日テレNEWS、2020年4月16日）。6月2日、武漢市で行われた990万人に対する集中PCR検査の結果が発表された。これによると、「症状なし感染者」は、100万人当たり30・3人であった。[46]

米中どちらの第1号患者が先か

クオモ知事の抗体検査、そして武漢で行われている抗体検査によって、米中どちらの「第1号患者」が先か、決着がつく可能性がある。これが米中関係の大局だ。

前述のように、CNNアンカーマンのクオモ弟ファミリーが罹患体験に基づいて語った、「嗅覚なし、味覚なし」の症状体験談がひとたび電波に乗ると、「米国で2019年10月からいくつもある」とする証言があちこちから登場して、これまではインフルエンザ扱いされてきた死者のなかに、コロナ死者が含まれていた可能性が実証されつつある。これらの抗体検査によって、罹患時期を特定する作業も進むものと見られる。

AFP通信（5月7日）[47]は、こうした抗体検査によって、その発端をとらえられる可能性について伝えている。

仏モンペリエ大学国立科学研究センター（ＣＮＲＳ）サミエル・アリゾンは「二つのウイルスを比較すれば、何個の変異で隔てられているかを数えることができる」と語り、英エディンバラ大学のアンドルー・ランバウト（Andrew Rambaut）は、「多様性の欠如は、この種のウイルスすべてが比較的最近に出現した共通祖先を持つことを示している」としている。「この祖先は２０１９年11月17日頃（誤差範囲は８月27日〜12月29日）に出現した可能性があると、ランバウト氏は推定している」。

記事は「世界保健機関と共同で実施した英インペリアル・カレッジ・ロンドン（Imperial College London）は、共通祖先が12月５日（誤差範囲は11月６日〜12月13日）に中国で出現したと推測している」とする一方で、以下のようにも記している。

「インペリアル・カレッジの疫学者エリック・ボルツ（Erik Volz）氏によれば、12月と１月に武漢で収集された新型コロナウイルスの最初期の遺伝子配列はすべて『ほぼ同一の遺伝情報を持っていた』。『現在世界各地に広まっているウイルスは皆、これら武漢の近縁系統から枝分かれしている』と、ボルツはＡＦＰの取材に語った。だがボルツはこう続けた。『専門家によると、流行は単一の時点から始まるのではなく、複数の発生点から複数回にわたって播種される』と。これらの『播種』発生日を推定した結果は、欧州と北米の多くの都市における流行が1月半ばから2月初めにかけて始まったことを示唆すると、ボルツは指摘した。」[48]

伝播過程の真相は、今後のゲノム解析を待って明らかになるであろう。

注

1 Remarks by President Trump, Vice President Pence, and Members of the Coronavirus Task Force in Press Briefing, White House, 2020.03.23 https://www.whitehouse.gov/briefings-statements/remarks-president-trump-vice-president-pence-members-coronavirus-task-force-press-briefing-9/

2 ここでテレビは中国科学院武漢ウイルス研究所と中国CDC武漢研究所の看板を映した。

3 NHK、2020年4月23日 https://www3.nhk.or.jp/news/html/20200423/k10012402431000.html（現在はリンク切れ）

4 北京に30人、ニューヨークに15人のスタッフを抱え、中国のSNS、WeChat（微信）では160万フォロワー、1日に100万人以上の購読者がいる。The "Post-Truth" Publication Where Chinese Students in America Get Their News, The New Yorker, 2019.08.19 https://www.newyorker.com/culture/culture-desk/the-post-truth-publication-where-chinese-students-in-america-get-their-news

5 人民網ヨハネスブルグ3月6日電によると、南アフリカ駐在の林松添中国大使（当時）は、アフリカで最初の患者が発見されたのを機に開かれた記者会見で、「コロナは人類と自然とのグローバル戦争だ」

と指摘し、「中国は国際社会と手を携えて、人類の運命共同体建設に努力する」と語った。ウイルスの来源について記者から「中国の責任」を問われた機会に、「中国に責任なし」という趣旨を明言して話題となった。「南ア大使」は副部長級大使ポストのため60歳定年で退職し、現在は李小林前会長のポストをついで、中国人民対外友好協会会長に就任している。

6 同じ内容は2月2日、中国のSNS、WeChat（微信）でも書かれている。意図的なSNSの使い分けがなされ、ツイッターでの情報発信は対外的なアピールに使われていることに留意されたい。

7 「中国は世界に謝罪するべきだという話があるが、ばかげている。中国は新型肺炎に対抗するべく巨大な犠牲、莫大な経済的コストを費やして、新型肺炎の感染ルートを断った。この肺炎流行において、どこの国もこれほどの犠牲を支払ってはいない。

しかも鍾南山院士の研究によると、新型肺炎は中国で爆発的に流行したとはいえ、その起源は中国とは限らないという。今では多くの研究が中国以外の国が起源であったと示唆している。アメリカ、イタリア、イランなどの国ではアジアとの接触履歴がない新型肺炎感染例が見つかったことも、上述の説を補強するものだ。中国には謝罪する理由はない。」高口康太による新華社記事（http://www.xinhuanet.com/2020-03/04/c_1125660473.htm）の翻訳。「新型肺炎は米国が起源!?『世界は私たちに感謝すべき』と〝逆ギレ〟する中国の思惑」『文藝春秋』２０２０年4月号　https://bunshun.jp/articles/-/37185

8 ＷＨＯのマリア・ヴァン・ケルクホーヴ博士は、「無症状の患者から感染することはほとんどない（Asymptomatic spread of coronavirus very rare）」と語った。同博士は、無症状の者から二次感染したケースは見つかっていない。無症状の者からの感染拡大は認められないと指摘した。（https://www.cnbc.com/2020/06/08/asymptomatic-coronavirus-patients-arent-spreading-new-infections-who-says.html）

これに対してハーバード大学公衆衛生大学院アシシュ・ジャー教授は「無症状者が感染拡大の原因になることはありうる」とツイートして話題となった。

著者の理解によれば、これはすれ違いであろう。前者は無症状のまま治癒した「元患者」について述べたもの。後者はこれから発病する可能性のある「潜伏期無症状」患者について述べたもの。類似の混乱は、日本のニュース解説でも頻繁に行われている。

9 プレジデントオンライン、２０２０年２月17日 https://president.jp/articles/-/33051

10 猛料：这只蝙蝠终于出现了！大公鸡报晓 以下文章来源于远离西药，作者大公鸡杨东 证据链逐步完善：五毒教主就是美国！一定要先关注《大公鸡报晓》和《远离西药》，再搬板凳看文章！！不要错过精彩后续！欢迎关注《远离西药》欢迎关注《大公鸡报晓》新闻不怕晚，猛料不嫌少！虽然大公鸡这篇文章早就写完，但这两天还是在等待一些重要的求证，来佐证一些事情。然后，大公鸡要恭请各位原谅，因为最近美狗太多，考虑本号的安全，不得不把某个流氓国家用"某国"或"M"来代替，你明白是谁就行，谢谢您的理解！（リンクはすでに削除されている。）

11 岡田充の論考「主権防衛にレッドライン引く、国家安全法は反分裂法の香港版」（海峡両岸論、第１１５号 ２０２０年６月11日 http://www.21ccs.jp/ryougan_okada/ryougan_117.html）は、香港問題を利用した米人権外交の矛盾を描いて余すところがない。

12 人民網日本語版、２０２０年３月23日 http://j.people.com.cn/n3/2020/0323/c94475-9671467.html

13 ロイター、２０２０年６月19日 https://jp.reuters.com/article/health-coronavirus-italy-sewage-idJPKBN23Q2ZD

14 Coronavirus traces found in March 2019 sewage sample, Spanish study shows, REUTERS, 2020.06.27 https://www.reuters.com/article/us-health-coronavirus-spain-science-idUSKBN23X2HQ

15 Study suggests coronavirus emerged much earlier than thought. Some are skeptical., NYTimes, 2020.06.26 https://www.nytimes.com/2020/06/26/health/coronavirus-spain.html

16 ＢＢＣ（日本語版）、２０２０年５月５日　https://www.bbc.com/japanese/52540995

17 Belleville Mayor Tests Positive for Antibodies of COVID-19, *TAPinto*, 2020.04.30　https://www.tapinto.net/articles/belleville-mayor-tests-positive-for-antibodies-of-covid-19-8

18 I think we are going to learn that corona-virus has been in this country since, like, October, that there have been cases.

発言を報じたＣＧＴＮの以下の記事も参照。

CNN star Cuomo speculates coronavirus in U.S. since October, 2020.04.23　https://news.cgtn.com/news/2020-04-23/CNN-star-Cuomo-speculates-coronavirus-in-U-S-since-October-PV0PjgL0JO/index.html

19 ２０２０年３月５日外交部发言人赵立坚主持例行记者会、中華人民共和国在ニューヨーク総領事館ホームページより翻訳、２０２０年３月５日　http://newyork.china-consulate.org/chn/fyrth/t1752532.htm

20 Officials: Nearly 100 Cases of a Mysterious Lung Illness Could Be Linked to Vaping, *ScienceAlert*, 2019.08.19 https://www.sciencealert.com/vaping-may-be-complicit-in-almost-100-mystery-lung-illnesses-currently-being-investigated

21 He went from hiking enthusiast to ‘on death’s door’ within days. Doctors blamed vaping., The Washington Post, 2019.08.25　https://www.washingtonpost.com/health/one-mans-near-death-experience-with-vaping-related-lung-failure/2019/08/24/ca8ce42c-c5b4-11e9-9986-1fb3e4397be4_story.html

22 Lung illness tied to vaping has killed 5 people as new case reports surge, The Washington Post, 2019.09.07

https://www.washingtonpost.com/health/2019/09/06/lung-illness-tied-vaping-has-killed-third-person-may-be-new-worrisome-disease-officials-say/

23 CDC narrows investigation of mysterious vaping-related lung disease to 380 cases, CNBC, 2019.09.12 https://www.cnbc.com/2019/09/12/cdc-narrows-investigation-of-mysterious-vaping-related-lung-disease.html

24 Vaping lung injuries top 1,000 cases as deaths rise to 18, The Washington Post, 2019.10.04 https://www.washingtonpost.com/health/2019/10/03/vaping-lung-injuries-top-cases-deaths-rise/

25 「ジョンズ・ホプキンス健康安全保障センターは、世界経済フォーラムおよびビル＆メリンダ・ゲイツ財団と共に、２０１９年10月18日（金曜）にニューヨーク市で開催される世界的広域流行病マルチメディアシミュレーションの『イベント２０１』を主催します。（…）本演習は、深刻な広域流行病が経済・社会に及ぼす影響の緩和に向けた世界規模での官民協力の必要性を浮き彫りにするものです。」ビジネスワイヤによる翻訳言語版、２０１９年10月19日 https://www.businesswire.com/news/home/20191019005036/ja/

26 ビル・ゲイツ財団がロックフェラー財団と協力しつつ、数年前から感染症研究のために資金提供を行い、２０１９年10月にはニューヨークで「イベント２０１（Event 201）」なる演習を開いた事実はしばしば指摘されながら、その背景は不明なところが多い。
Manlio Dinucci の論考、USA plan: militarized control of population, VOLTAIRE NETWORK: ROME (ITALY), 2020.05.26 https://www.voltairenet.org/article210000.html は、その一端を教えてくれる。

27 ビル・ゲイツはエボラウイルス撲滅に取り組むなど、長年、ウイルスへの対処を訴えており、２０１５年のＴＥＤトークでは、原爆とウイルスの画像を見せながら、「もし１千万人以上の人々が次の数十年で亡くなるような災害があるとすれば、それは戦争というよりはむしろ感染性の高いウイルスが原因の可能性が大いにあります。（…）これまで私たちは核の抑制に巨額の費用をつぎ込みましたが、疫病の抑制システムの創出については殆ど何もやって来ていない（…）私たちは次の疫病の蔓延への準備が出来ていないのです」と話し、次の感染症への対策づくりを訴えた。

https://www.ted.com/talks/bill_gates_the_next_outbreak_we_re_not_ready/up-next?language=ja

２０１７年には、生物兵器によるテロにより、核戦争よりも多くの人が亡くなる危険性があると話した。

Bill Gates: Bioterrorism could kill more than nuclear war- but no one is ready to deal with it, The Washington Post, 2017.02.19 https://www.washingtonpost.com/news/worldviews/wp/2017/02/18/bill-gates-bioterrorism-could-kill-more-than-nuclear-war-but-no-one-is-ready-to-deal-with-it/

28 Noam Chomsky on Trump's Disastrous Coronavirus Response, Bernie Sanders & What Gives Him Hope, Democracy Now!, 2020.04.10 democracynow.org/2020/4/10/noam_chomsky_trump_us_coronavirus_response

ならびに Noam Chomsky on Trump's Disastrous Coronavirus Response, WHO, China, Gaza and Global Capitalism, 2020.05.25 https://www.democracynow.org/2020/5/25/noam_chomsky_on_trump_s_disastrous

29 Eminent Chomsky Says Trump a 'Sociopathic Megalomaniac', IDN, 2020.05.26 https://www.indepthnews.net/index.php/the-world/usa-and-canada/3569-eminent-chomsky-says-trump-a-sociopathic-megalomaniac

30 "the US brought 172 (really 369) military athletes to Wuhan for the World Military Games." Exclusive: US Army Brought COVID-19 to China with Fake 'Military Games' Team (March 12 story), Veterans Today, 2020.06.03 https://www.veteranstoday.com/2020/06/03/china-us-brought-covid19-to-china-during-army-games-

hid-disease-in-us-as-influenza/

31 「米国の研究所が新型コロナの発生源か　中国の科学者がコメント」 http://j.people.com.cn/n3/2020/0424/c95952-9683699.html

32 トランプのツイッター作戦に対抗して、中国側も趙立堅副報道局長以後、ＳＮＳを多用するようになった。これは公式発言としてはいいにくい内容を含めて、逃げ口上を用意しながら行う宣伝戦には最良の武器らしい。要するにいいたいことはいうが、その発言に対する責任のとり方は曖昧なのだ。いいたいだけいい、あとであっさり取り消すやり方も、しばしば行われている。

33 中国科学院武漢ウイルス研究所の石正麗チームを指すと思われる。

34 「遺伝子でたどる新型コロナの起源　中国最初の症例前に他国で感染あったのか」ＡＦＰ、２０２０年５月７日　https://www.afpbb.com/articles/-/3281937

35 Spanish athletes displayed coronavirus symptoms following the world military games in Wuhan in October 2019, The Olive Press, 2020.05.08　https://www.theolivepress.es/spain-news/2020/05/08/spanish-athletes-displayed-coronavirus-symptoms-following-the-world-military-games-in-wuhan-in-october-2019/

36 WUHAN-GATES – 6. Too Many Influenza's Cases at Military Games in China. COVID-19's Suspicions by Italian and French Athletes, Gospa News, 2020.05.07　https://www.gospanews.net/en/2020/05/07/wuhangate-6-too-many-influenzas-cases-at-military-games-in-china-suspects-on-covid-19-by-italian-and-french-athletes/

37 Reuters (HANOI), 2020.03.11.　https://www.reuters.com/article/us-vietnam-usa/u-s-says-completes-second-aircraft-carrier-visit-to-vietnam-idUSKBN20Y0F3

38 Gilday said, but it would be difficult to tie the three active cases to one particular port visit.　アメリカ国防総

省、2020.03.24 https://www.defense.gov/Explore/News/Article/Article/2123759/navy-officials-announce-3-covid-19-cases-aboard-uss-theodore-roosevelt/
39 https://www.stripes.com/news/us/new-study-of-uss-theodore-roosevelt-sailors-reveals-how-coronavirus-affects-young-healthy-adults-1.633056
40 Coronavirus: inquiry opens into hospitals at centre of Italy outbreak, The Guradian,2020.02.26 https://www.theguardian.com/world/2020/feb/26/coronavirus-inquiry-opens-into-hospitals-at-centre-of-italy-outbreak
41 Coronavirus came to UK 'on at least 1,300 separate occasions', BBC, 2020.06.10 https://www.bbc.com/news/health-52993734
42 「遺伝子でたどる新型コロナの起源 中国最初の症例前に他国で感染あったのか」前出。
43 *Infection, Genetics and Evolution*, 2020.5.5
44 「『人への感染』始まりは昨年末、遺伝子解析で確認　新研究」ＣＮＮ（日本語版）、２０２０年５月６日。
45 「米コロナ感染２０００万人超か、統計の10倍　抗体検査から当局指摘」ロイター、２０２０年６月26日　https://jp.reuters.com/article/health-coronavirus-usa-cases-idJPKBN23W34I
46 「武汉完成近９９０万人集中核酸检测　无症状感染者检出率仅０・３０３／万」新華社（武漢）２０２０年６月２日電（記者：譚元斌、喩珮）http://www.xinhuanet.com/politics/2020-06/02/c_1126065451.htm
47 「遺伝子でたどる新型コロナの起源 中国最初の症例前に他国で感染あったのか」前出。
48 同前。

第3章　日本の死亡率はなぜ低いのか

日本で2019年から感染者が出ていた可能性

クオモ知事の抗体検査記者会見から遅れること約1カ月、日本政府はようやく1000人についての抗体検査試行の結果を発表した。

2020年5月16日付「朝日新聞」によると、厚生労働省が「東京都と東北地方6県で4月下旬に採られた献血1千検体を（…）検査キットの性能を評価するねらいもあり、5社のキットを使って」調べた結果、東京500人中3人（0・6%）、東北500人中2人の陽性が出たという。[1]

さらに、「新型コロナがまだ発生していないとされる2019年1～3月に採られ、保存されていた500人の献血」から、2人が陽性と判定された。記事の中でこれは「偽陽性」だと説明された。むろん標本が500体という少数であること、抗体検査に用いる試薬の精度の問題等の「条件つきの判定」結果であることは誰もが承知しているが、**仮に日本に2019年初**

めに罹患者がいたとすると、これは確認されたものとして世界最初、すなわち「世界第1号」になる。このニュースは実際、中国で大きな話題となった。

同じ朝日新聞の記事では、東京大学などの研究チームが、「糖尿病の検査など新型コロナ以外の理由で都内の医療機関を受診した500人の血液を調べたところ、3人（0・6％）が陽性となり、厚労省と同じ割合になった。東京都の人口に換算すると8万人となり、いま報告されている感染者の約16倍となる」と書かれている。

福島淳也医師（MS Task Force for COVID19代表）の2020年5月5日付報告によれば、「**遅くとも2019年8月には日本にCOVID19が上陸**しており、19年秋に感染が蔓延していた可能性が高い」とされ、「IgG抗体の低下に伴う二度目の感染を起こすと考えられ、2020年3月頃より第二波が開始していると考えます。今後、大規模な抗体検査の実施が望まれます」としている。[2]

もし去年時点で感染者が出ていたことが真実ならば、サイレントキャリアはすでにかなりの数に上り、コロナ流行を抑制する抗体保有者がすでに一定数存在したことにもなり、日本の感染者が外国と比してゼロが一つ少ない理由の説明もできる。

児玉教授による抗体調査

これを裏付けるのが、児玉龍彦教授（東京大学先端科学技術研究センター　がん・代謝プロジェクトリーダー）による仮説である。

5月15日、児玉教授は独自の抗体検査結果を記者会見で発表し、そのほか、金子勝とのビデオ対談で、人口100万人当たりのコロナ死者数米国257人、スペイン580人、ロシア15人、英国489人に対して、中国3人、日本5人、韓国5人の数字を挙げて、欧米とアジア地域の死亡率格差について「東アジア沿岸部は、類似ウイルスによる免疫の可能性あり」と指摘した。

すなわち武漢のような内陸部は別として、日本・韓国・上海・広東・香港・台湾のような「東アジア沿岸部」におけるコロナ死者は欧米と比べてゼロが二つ少ない事実について、この地域の人々がすでに類似ウイルスによる抗体を獲得している可能性を示唆した。[3]

「東大先端研は、㈱JSRとともにNEDO（経済産業省所管）プロジェクトのもとで、抗体測定用のビーズの開発を進めてきた。本ビーズを利用し、新型コロナウイルスに対するIgMとIgGの測定法が中国で開発された。現在、中国とヨーロッパを中心に測定システムが130台ほど使われ、世界標準となっている。中国ではCOVID-19制圧の推進力となった。

我が国では、3大学病院（東大病院、慶應大学病院、阪大病院）および3研究所（東大先端研、東大アイソトープセンター、東京都総合医学研究所）にて稼働が開始し、診断や重症度判定に対する有用度の評価が始まった。

予備調査では、発症推定後、9日目から9割以上のPCR陽性者のIgG陽性が観察された。一方、IgMは、感染後早期では高値にならない例が多い（4―5割）ことが明らかになりつつある。今後、IgMの値と重症度の関係、再感染との関係などが明らかになる可能性がある。」[4]

このように児玉教授たちは、感染により抗体（IgG）が作られることを立証した。

日本の感染者や死者が欧米のそれと比べて「ゼロが二つ小さいのではないか」という疑問は、感染者検査が少ないためとか、かつてのBCG注射の影響か、等いくつかの解釈が行われてきたが、児玉教授は自ら企画し5月に実行した、都内で採取した計1000人分の「抗体検査」の結果資料（7人が陽性、0・7％）などをもとに、「日本人を含め東アジア沿岸部は、SARS以降に今回のウイルスに根幹の似たウイルスを体験し、免疫を持っている人が多いのかもしれないという仮説」[5]を提起した。その上で、抗体検査を広く行った上での社会生活を提言している。この、類似ウイルスによる免疫獲得済みという児玉仮説は、実証研究を踏まえた仮説としてきわめて説得力をもつ。

その後、児玉教授は「日刊ゲンダイ」2020年6月15日号のインタビューで次のように見解を明らかにしている。

❶21世紀の感染症対策は、「精密医療」であるべきだ。検査、診断、陽性者の追跡を精密に

行う。「包括的かつ網羅的な検査体制」をつくり、感染実態を正確に把握することから始めよ。抗体検査で感染集積地を網羅的に把握し、集積地でPCR検査を徹底するのが現実的だ。学校や会社、病院、高齢者施設などで抗体検査を実施し、症状のある人や抗体陽性者が多いエリアをPCR検査にかけるのがよい。

❷専門家会議のメンバーは、誰も抗ウイルス剤の開発に携わっていない。だから、アビガンを重症者に効果を見るために投与するといったトンチンカンな判断がされている。PCR検査を大量に実施すれば医療体制が崩壊するといった、世界でも例を見ない暴論がまかり通り、検査を制限したために隠れ感染を増やしてしまった。キチンとした専門家会議は行政官を排除して、少数意見を評価できる専門家の議論として進められるべきだ。

❸人口100万人当たりの日本の死者は、東アジアで一番多い。中国の倍以上である。東アジアで展開されているように、遺伝子工学と情報科学を駆使し、感染者ごとにGPSで匿名追跡できるシステムの導入が日本にも求められる。人権問題にも配慮して追跡システムを整備するのが必須だ。

コロナウイルスによる国別死者数

「東アジア沿岸部は、免疫を持っている人が多いのかもしれない」という児玉仮説を基軸として、これまでのいくつかのレポートを点検してみよう。

人口100万人あたりの死者数　(2020年5月24日時点)

欧米は抗体なしか

スペイン	613
イタリア	541
イギリス	536
フランス	434
スウェーデン	395
米国	293
ドイツ	98
世界合計	44
ロシア	23

アジアは抗体・免疫ありか

フィリピン	7.9
日本	6.5
韓国	5.2
パキスタン	5.1
インドネシア	4.9
シンガポール	3.9
マレーシア	3.6
中国	3.2
インド	2.8
バングラデシュ	2.7
タイ	0.8
台湾	0.3
ミャンマー	0.1
カンボジア	0.0
ベトナム	0.0

数値は https://web.sapmed.ac.jp/canmol/coronavirus/death.html?d=1&rg=Asia より。
(札幌医科大学医学部 附属フロンティア医学研究所 ゲノム医科学部門
Department of Medical Genome Sciences, Research Institute for Frontier Medicine, Sapporo Medical University School of Medicine.)

まず世界的に見て、コロナ感染による死者が国別にどのような姿であるかを調べてみよう。札幌医科大学医学部附属フロンティア医学研究所ゲノム医科学部門は、「人口100万人当たりの死者数」を発表している。[6] 144～5頁のグラフからスペイン、イタリア、英国、フランス、スウェーデン、米国、ドイツなどの100万人当たりコロナ死者数を読み取ると表のごとくである。これらの欧米諸国と比べて、ゼロが二つ程度小さいのがアジア諸国の死者数である。欧米とアジア諸国との死者数水準の違いは明らかだ。

ここでは、まず札幌医科大学の資料に付いて基づいて100万人当たりコロナ死者数の日本を除くG7型、日中韓の東アジア型という二つの型を取り出すことにする。[7] 児玉モデルは欧米と「東アジア沿岸部」諸地域を対比しているが、後論との関連で、インド、バングラデシュの死亡率にも注目しておく。インド2・8、バングラデシュ2・7であり、中国とタイに挟まれた地位にある。

このようにアジア圏とヨーロッパ、アメリカでは死亡率に圧倒的な差があり、それが、生活習慣だけでなく、すでに広がっていた類似ウイルスの免疫によるものだと児玉教授は仮説を立てている。

増えないPCR検査数

著者は、検査の母数がOECD36カ国平均の10分の1にも満たない実態（146頁グラフ）から、日本における感染の実態を把握することは可能かと疑問を抱いてきた。少し乱暴な推論ではあるが、日本の検査数を現行の10倍に増やすならば、感染者数も多くなると仮定できると思ったのだ。

日本の感染者は厚生省調査によると5月3日正午現在、1万4839人。例えばこれを10倍すれば、約15万人となる。仮に約15万人という数字が正しいならば、米115・7万人、西21・7万人、伊21万人、英18・7万人、仏16・8万人、独16・5万人に次ぐ数字になり、ロシア13・4万人を少し上回るレベルになり、「感染者数において、先進国の仲間入り」ができる。もし、感染者数についてのこの推論が正しいならば、日本はまさに米国ほどではないが、ヨー

日中韓３カ国の死亡率　人口100万人あたり３〜７人

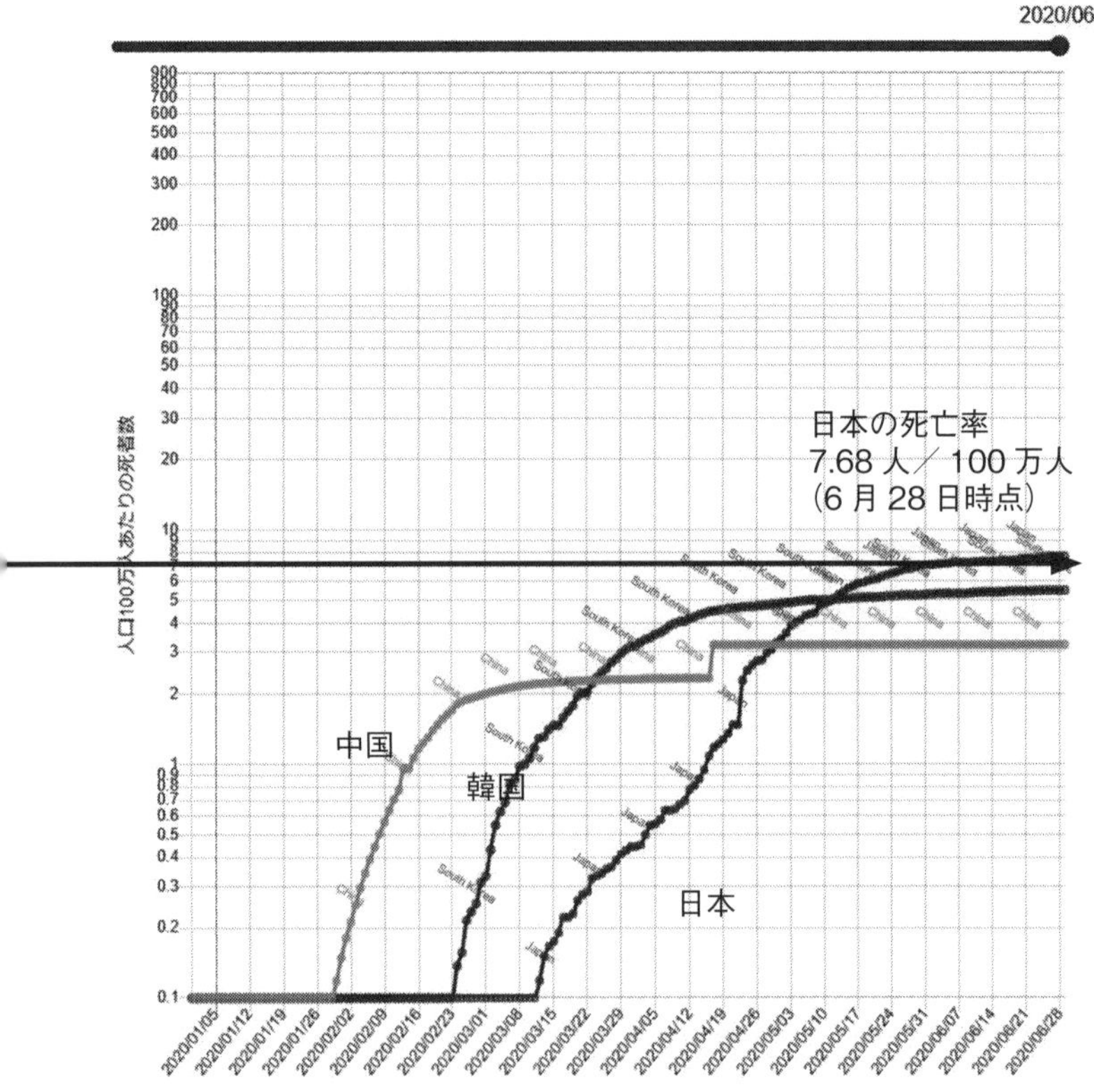

札幌医科大学医学部附属フロンティア医学研究所ゲノム医科学部門
人口 100 万人あたりの新型コロナウイルス感染者数・死者数推移のグラフ化サイトで作成。https://web.sapmed.ac.jp/canmol/coronavirus/death.html

G7 中、日本を除く 6 カ国の死亡率は人口 100 万人あたり 100 ～ 600 人

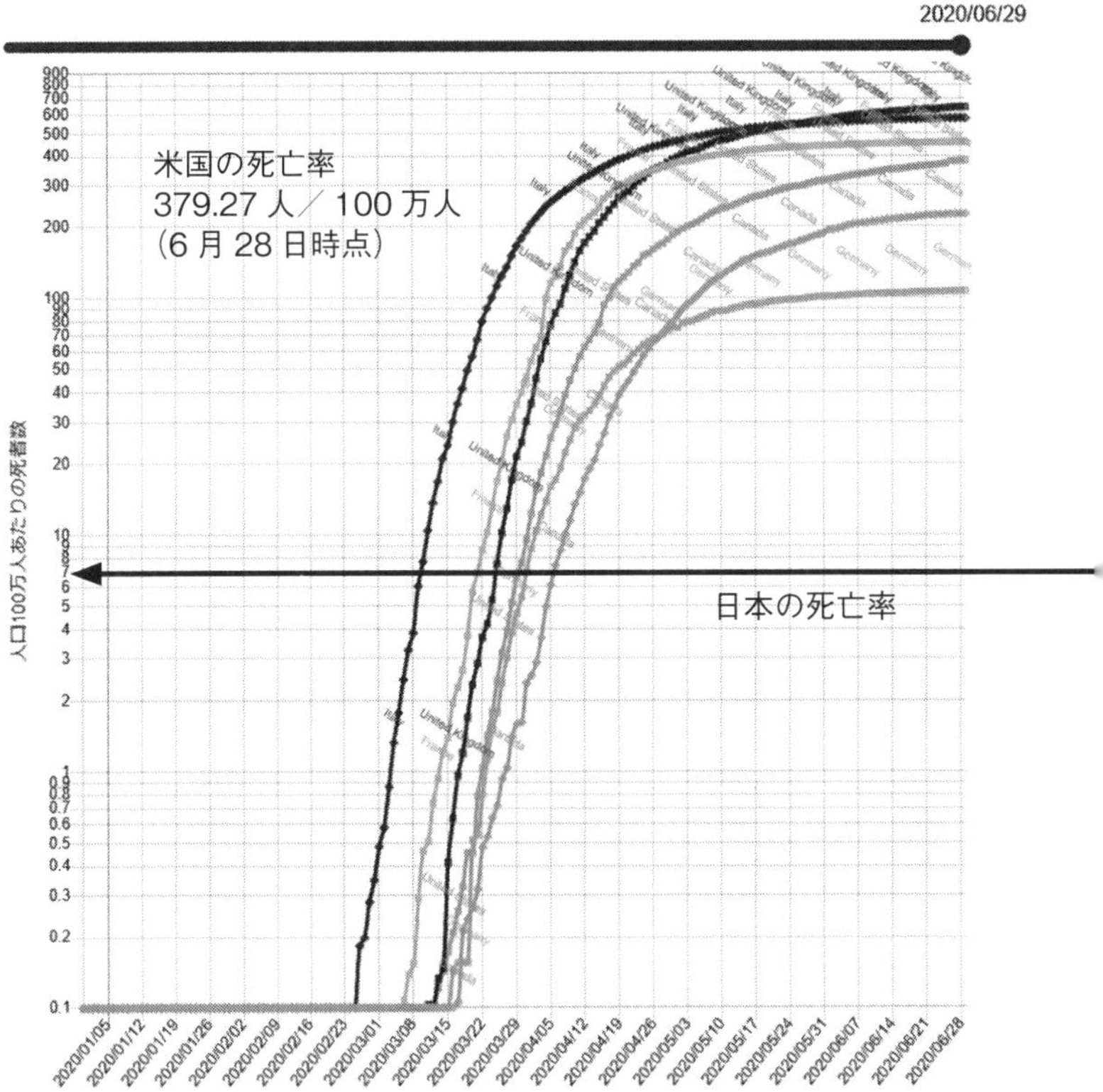

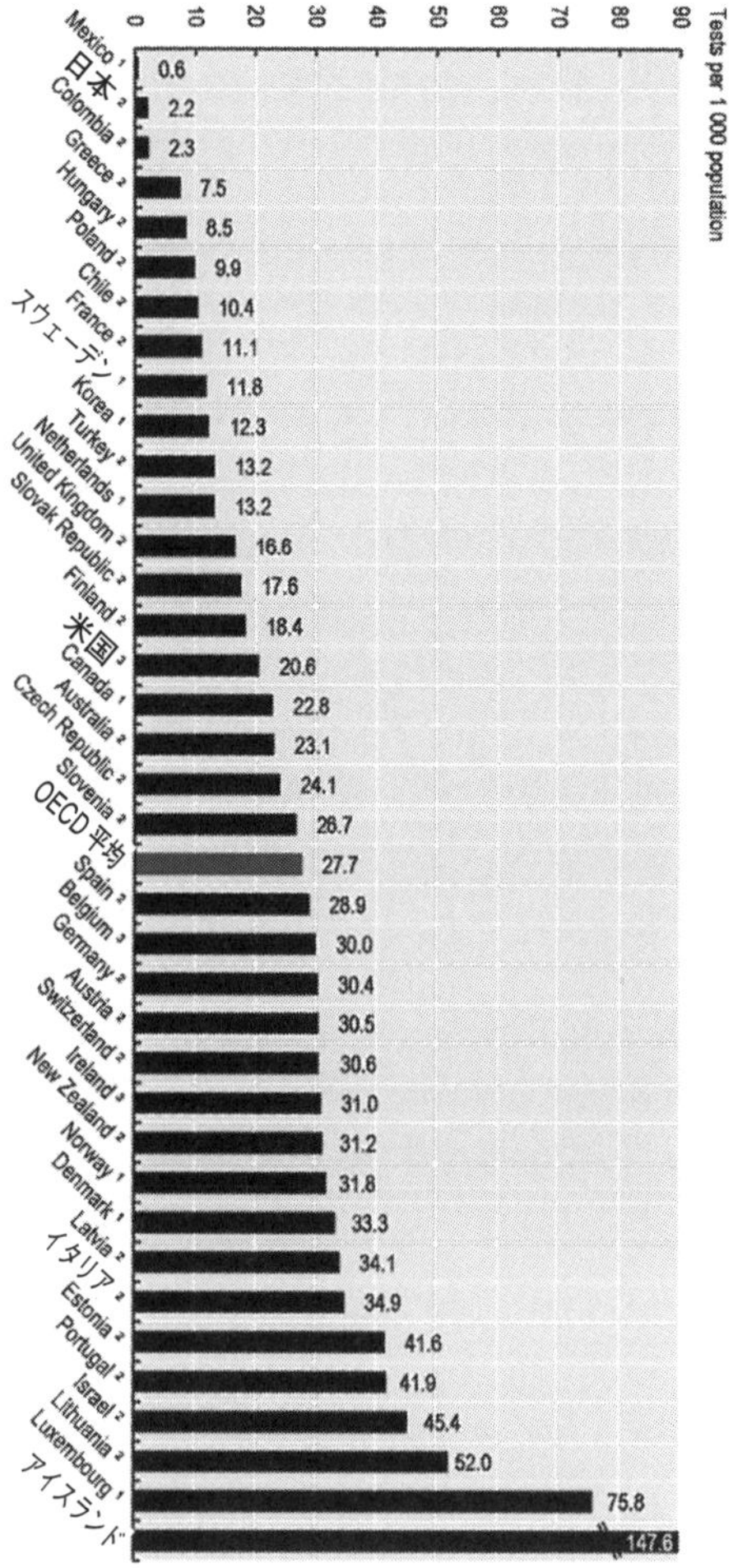

人口 1000 人あたりの検査数（2020 年 5 月 4 日時点）

出　典：http://www.oecd.org/stories/policy-responses/testing-for-covid-19-a-way-to-lift-confinement-restrictions-89756248/

Figure 1. Diagnostic testing for COVID-19 in OECD countries

Source: Our World in Data. https://ourworldindata.org/covid-testing accessed 4 May 2020.

ロッパ並みの水準なので、「緊急事態延長の必要あり」とする判断が正しいことになる。

検査数が欧米と比べて「約10分の1」というのは事実で、検査数を10倍にすれば感染者をより多く発見できることは確かだろう。しかし、その結果は感染者数も10倍になるのか——この辺りを政策決定者がどのように判断しているのか、そこがまるで分からないと感じていた。判断の根拠が曖昧のままで、事実上の経済崩壊策が進められているのではないかという疑問を著者は抱いてきた。

日本のPCR検査がなぜ増えないのか、その理由が門外漢にはまるでわからなかったが「下野新聞」（5月18日）[8]を読むと、はっきり原因が分かる。

冤罪が証明された足利事件のDNA型再鑑定を担当するなど、遺伝子検査に精通する筑波大の本田克也教授（63歳、法医学）が下野新聞社の取材に応じ、「日本は古い技術のままで、手作業の多い方法で行っている」と、検査件数が増えない理由を指摘した。「海外で主流の自動化した検査機器は、国内で一般に使われている検査機器の約10倍に当たる約1千件の検査が可能であり、法医学分野の大学などに導入すれば、検査数を増やせる（…）PCR検査では陽性と陰性の取り違いが疑われるケースも出ているが、手作業がかかわっているところはエラーが生じる可能性はある（…）陽性の場合は1回でも良いとされている国の指針に疑問を呈した」と答えている。

では、どうすべきかを問われた本田教授の回答は、次の通りだ。

「自動化した機器を導入しなくては無理だ。海外の多くはスイス大手製薬会社ロッシュの機器を使用している。1台1千万円近くと高価だが、研究を進めている法医学分野の大学などに予算をつけて導入すれば、あっという間にできる。

こうした検査機器などの技術導入で日本が世界に遅れているのは、大学に金をかけず学問や学者を軽んじる傾向があるためだ。海外では過去のSARSなどの経験を踏まえ、大学などが検査レベルを上げてきたと思うが、日本にはそれがなかった」

「国立感染症研究所は複数のメーカーの機器や試薬を使用可能にしている。検査方法が統一されておらず、各県のデータにばらつきが出ている可能性がある。データの信頼性は確保されていない。そもそも検査に対する準備ができていなかった。感染者数の増加を懸念しているうちに、自動化した機器を購入する時機を逸した」。[9]

要するに、日本の大学は予算が乏しく、1台1000万円のスイス大手製薬会社ロッシュの検査機器が買えない——これこそが検査能力が諸外国に比べて圧倒的に劣る理由であった。ちなみに有名なアベノマスク予算は、466億円らしいので、4660台買える計算だ。これだけあれば、全国主要大学病院、主要公立病院に配置できるであろう。[10]

では、次の話題。東大病院と東大先端科学研究センターは、どのようにしてこの検査機器を入手したのか。実は、認定NPO法人ピースウィンズ・ジャパンが寄付をしてくれたのだ（費用全額は村上財団が負担）。ホームページに次の説明がある。

「認定NPO法人ピースウィンズ・ジャパン（本部：広島県神石高原町、代表理事：大西健丞）が運営する『空飛ぶ捜索医療団ARROWS』は、新型コロナウイルス感染症診断における抗体検査に取り組む、東京大学医学部附属病院（瀬戸泰之院長）に、抗体検査器と測定試薬一式を寄贈します。この寄贈にかかる費用全額1000万円は、一般財団法人村上財団（本部：東京都渋谷区、創設者：村上世彰、代表理事：村上絢）による寄付により賄われました。（…）

日本でも『抗体検査法』の拡充が喫緊の課題となるなか、このたび村上財団の支援により寄贈する抗体検査器を通じて、多数の抗体検査が、比較的正確の定量性を持って可能となることが期待されます。新型コロナウイルスに対する2つの抗体（IgM、IgG）を、CLIA法（化学発光免疫測定法）を用いて検査することで、血液内の抗体量を精密に定量できます。日本の代表的臨床研究病院である東大病院検査部（部長矢冨裕）およびゲノム科学の研究機関である東大先端研がん・代謝プロジェクト（PL児玉龍彦）が、協力して以下2点の研究を目指します。

1）PCRとIgM型抗体検査を合わせ、〝偽陰性〟を減らすことが可能かのデータを集める。

2）コロナウイルスIgG型抗体検査が高い値を示す患者のフォローを通じて、〝免疫パスポート〟と呼ばれる感染の早期終結、再感染率の低下が期待できるか検討する。」[11]

寄付のおかげで、東大の児玉龍彦チームは、人手ではなくマシーンにより抗体検査を行い、重要な成果を挙げたのだ。

在英のジャーナリスト木村正人によると、世界中で行われているPCR検査機には日本のベンチャー企業プレシジョン・システム・サイエンス（PSS、千葉県松戸市）が開発した全自動PCR検査システムが貢献しているという。PSS社が仏エリテック社ブランドとしてOEM供給（納入先商標による受託製造）している由。木村は「世界の多くの国で実施されている全自動PCR検査を支えているのは、日本の技術」と指摘しているが、PSS社の装置は「まだ厚生労働省に認可されていないそうです」[12]と伝えている。となると、いよいよ厚労省のデタラメ行政が諸悪の根源といわざるをえない。

日本の議論に欠けていたもの＝正確な感染者率の把握

日本では、そもそも感染者率の意味についての議論が当初から欠落していた。人口当たり（たとえば人口10万当たり）の感染者を示さないと、ウイルスの感染力、すなわち社会的にどの程度流行したかが分からないはずであるのだが、当初はこういった数字が示されず、最近になってようやく人口当たりの感染者数が議論されるようになったのは、本末転倒だ。

感染症は元来、個人の罹患であると同時に、「罹患の社会性」に関わる病気なので、そこを押さえない議論はすべて空論に陥る。

奇怪なことに日本の感染症専門家の解説で最も欠けていたのは、未だよく分からないウイルスの恐ろしさの解説に終始したことであった。その治療策や対策においては、抽象論、観念論を繰り返して、政府の無為愚策を糊塗するだけに終始した印象を与えた。これは中国や韓国から次々に届く処方箋や対策をフォローしていた身からすると、きわめて異様な光景であった。

その、根本であるはずの感染者率、死亡率の議論が決定的に欠けていたので、「曖昧な感染者数」を母体としてコロナ死者を分子とする結果、致死率は当然ばらつきが大きく、これまでのインフルエンザとの比較ができなかった。致死率に関していえば、特に日本で広がっていた東京型のコロナのそれは、インフルエンザとそれほど変わらないので、「インフルエンザ並みの対策で済む」という話になってもおかしくはなかった。

「罹患の社会性」を押さえない議論はすべて空論だ

今回の異常なコロナ狂想曲において、最大の間違いは、「感染者数（治癒退院者数）、死者数の把握」が曖昧なこと、それゆえ的確な対応策を考える資料がそもそも欠如していたことだった。これはＰＣＲ検査の技術的困難性にもよるとはいえ、検査の技術的困難性は世界中の国々が課題を抱えている中で、日本は検査の母数がＯＥＣＤ36カ国平均の10分の1にも満たず、ＯＥＣＤ諸国のなかで最下位に近いのは、やはり政府の無為愚策、デタラメ行政の象徴であろう。

今回のコロナはＳＡＲＳ1ともＭＥＲＳとも異なる新型コロナウイルスであることは、1月に中国の武漢ウイルス研（石正麗チーム）によって初めて報告されて以来、各国から次々にゲノム分析の報告が続いていた。ウイルスのゲノム配列が解明できれば、その活動を封じ込めるワクチン作りが始まるが、政治をめぐっては米中間でウイルスの「発生地および発生時点」論争がいま再浮上し、トランプ、ポンペイオの強引な発言に対して、米情報当局や仏英など同盟国からも婉曲な牽制球が投げられている。

抗体免疫保有者は、（例外は別として）まず再感染はしないはず。だから免疫のある者がボランティア集団を組織して医療部隊を側面支援する。そして免疫を持つ別のボランティア集団が重点的に市民生活を保障する活動を広げていき、ウイルスとの持久戦に入る。ワクチン開発に成功するまでは、これが唯一の対策であり、これ以外に対策はない。

日本政府や東京都知事の対策はデタラメ極まる。五輪待ちの模様眺めで初期対応に失敗し、五輪延期が決まった（3月24日）途端に、五輪失敗の隠蔽キャンペーンのごとく、安倍・小池がしゃしゃり出て、素人対策を展開し始めた。繰り返しになるが、ワクチンが作られるまでは、抗体＝免疫力に依拠するほかない。抗体検査により、免疫者軍団を発見し、免疫者のチェーン

日本での流行状況

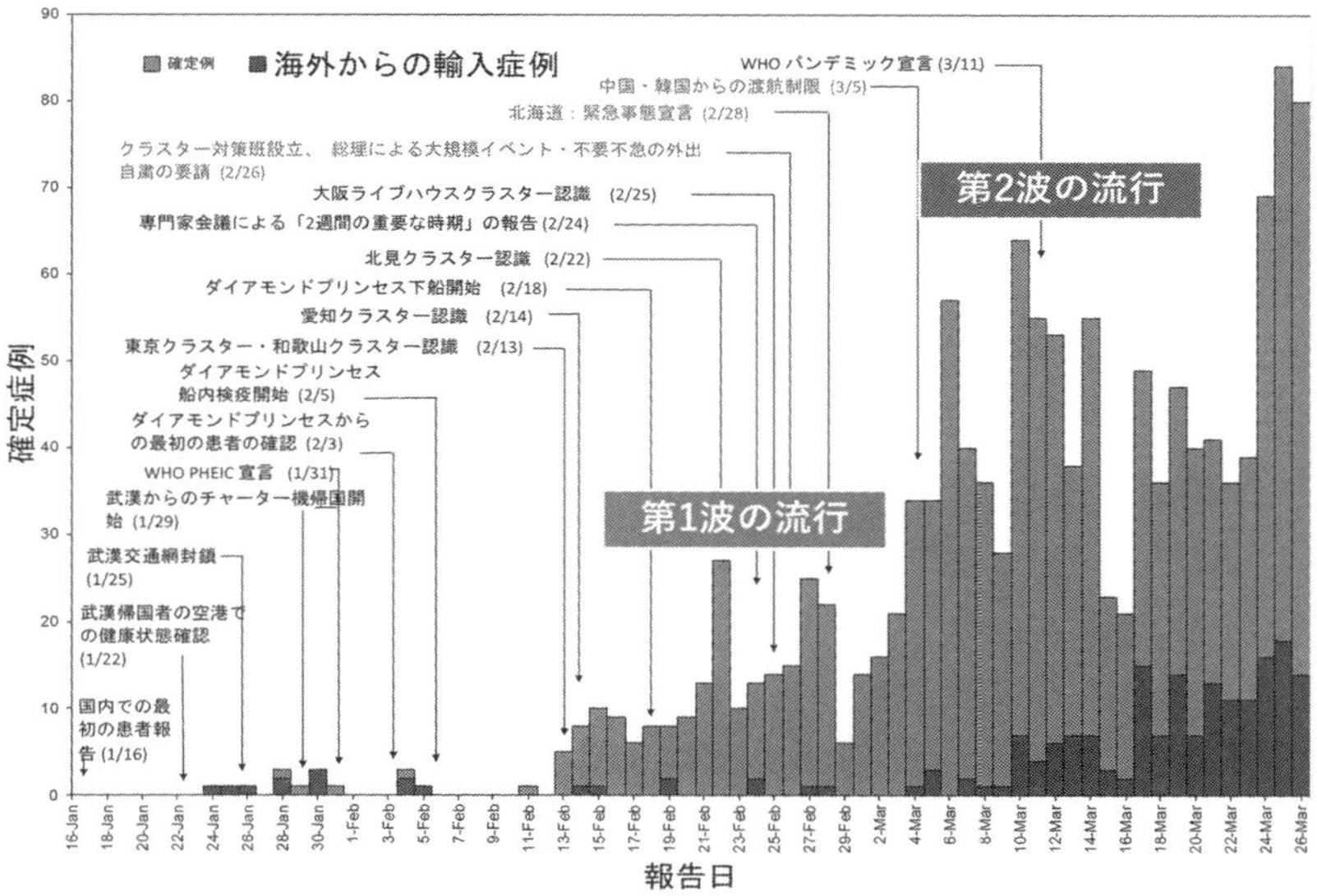

- **第1波の流行が完全に終息する前に第2波の流行が始まっていたと考えられる。**

「COVID-19 への対策の概念」(東北大学大学院医学系研究科・押谷仁)、2020 年 3 月 29 日暫定版、50 ページ
https://www.jsph.jp/covid/files/gainen.pdf

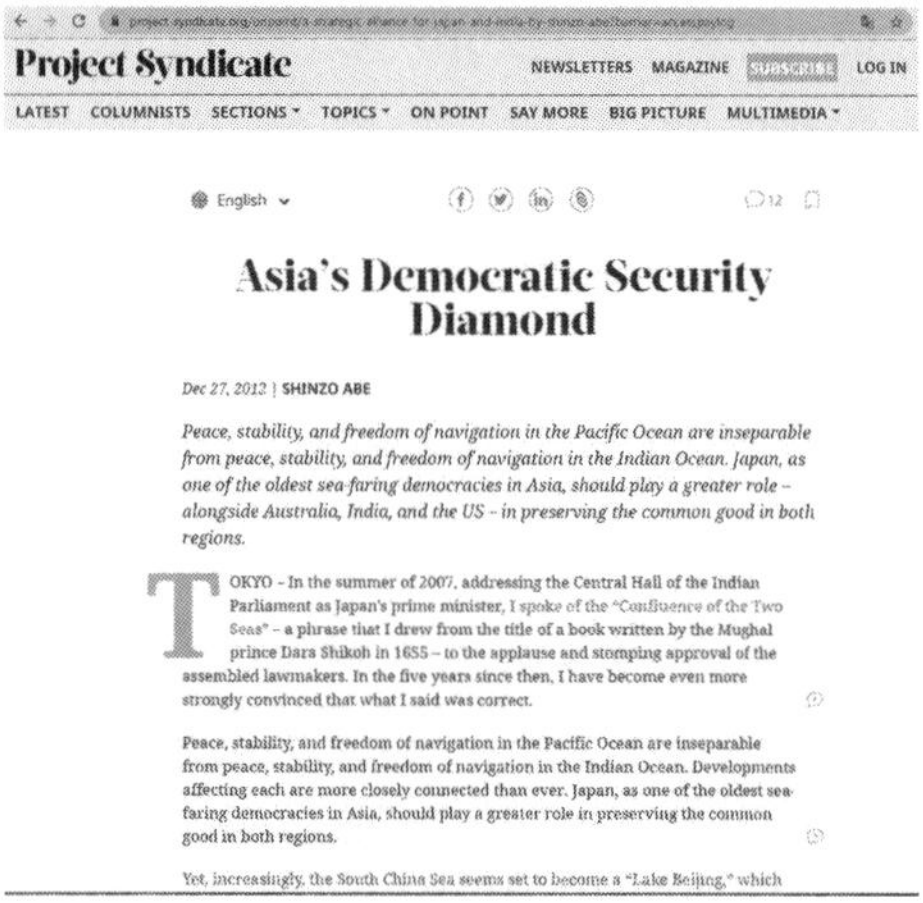

Project Syndicate

NEWSLETTERS MAGAZINE SUBSCRIBE LOG IN

LATEST COLUMNISTS SECTIONS TOPICS ON POINT SAY MORE BIG PICTURE MULTIMEDIA

English

Asia's Democratic Security Diamond

Dec 27, 2012 | SHINZO ABE

Peace, stability, and freedom of navigation in the Pacific Ocean are inseparable from peace, stability, and freedom of navigation in the Indian Ocean. Japan, as one of the oldest sea-faring democracies in Asia, should play a greater role – alongside Australia, India, and the US – in preserving the common good in both regions.

TOKYO – In the summer of 2007, addressing the Central Hall of the Indian Parliament as Japan's prime minister, I spoke of the "Confluence of the Two Seas" – a phrase that I drew from the title of a book written by the Mughal prince Dara Shikoh in 1655 – to the applause and stomping approval of the assembled lawmakers. In the five years since then, I have become even more strongly convinced that what I said was correct.

Peace, stability, and freedom of navigation in the Pacific Ocean are inseparable from peace, stability, and freedom of navigation in the Indian Ocean. Developments affecting each are more closely connected than ever. Japan, as one of the oldest sea-faring democracies in Asia, should play a greater role in preserving the common good in both regions.

Yet, increasingly, the South China Sea seems set to become a "Lake Beijing," which

安倍晋三「アジアの民主的セキュリティ・ダイヤモンド」
「プロジェクト・シンジケート」2012年12月27日
https://www.project-syndicate.org/onpoint/a-strategic-alliance-for-japan-and-india-by-shinzo-abe のスクリーンショット

により、ウイルスの感染チェーンを断ち切り、未感染者、ウイルス弱者層を守るほかない。

安倍晋三長期腐敗政権は、2012年に「プロジェクト・シンジケート」に寄稿した「セキュリティ・ダイヤモンド構想」[13]についての安倍論文[14]から分かるように、中国封じ込め構想から出発した。地球儀を回る外交なるキャッチフレーズのもと、外遊と援助金ばらまきを続けたが、成果はほとんどゼロ。最後の段階で習近平国賓訪日計画を打ち出し、疑似蜜月を演出したが、2020年桜の季節に招待する目論見は、コロナ禍に直撃されあえなく消えた。そこで生まれた「日冷中熱」というポストコロナ禍の日中関係を、政治学者の林泉忠は「疑似蜜月の終焉」[15]と特徴づけている。

田中宇氏の論考

ここで田中宇著『感染爆発・新型コロナ危機――パンデミックから世界恐慌へ』（花伝社、2020年5月）に触れておきたい。田中宇は優れたグローバル・ウォッチャーとして著名であり、その視点から「パンデミック」となった新型ウイルス」と「世界大不況の始まり――がらりと変わった世界」を追跡している。これは出版時期からして当然「中間報告」の性質を持つ。田中は本書刊行以後、「都市閉鎖の愚策にはめられた人類」[16]でその後の事態をフォローしている。

田中がその後に発表した文章で分析している内容は、私がこれまで考えてきたものとほとんど同じか、あるいはきわめて似ている。私は田中の見解に賛成である。一番気に入ったのは「軍産は、世界的な都市閉鎖と経済全停止が延々と続き、米国覇権が崩壊していくのを傍観するしかない」という結論だ。さらにスウェーデン方式の評価、権力側の「恐怖戦略」批判、抗体保有率の考察、などの論点は、私の見解に近い。

田中は、上記書籍の刊行後に発表した「永遠の都市閉鎖vs集団免疫」[17]でスウェーデン方式の評価等を次のように再論した。

「私から見ると、永遠の都市閉鎖策は、トランプに乗っ取られた米国の軍産複合体（諜報界、外交界、学界、マスコミなど権威筋。覇権運営層）が意図して世界にやらせている策略だ。

軍産は、都市閉鎖の愚策を世界に強要するため、都市閉鎖のライバルである集団免疫策をマスコミや権威筋に思い切り誹謗中傷・攻撃させて潰した。スウェーデンは軍産の強要に抵抗して都市閉鎖をやらず、集団免疫を続けたが、他の北欧諸国より致死率が高いことをさんざん非難され、スウェーデン政府のコロナ担当者が自己批判せざるを得ない状況まで追い込んだ。即座に世界のマスコミは、鬼の首をとったように集団免疫策に『大失策』『人殺し』のレッテルを貼りつけ、スウェーデンの野党は集団免疫策を採った政府責任者に殺人容疑の刑事罰を与えるべきだと言い出した。(…)

スウェーデンの担当者が『都市閉鎖はやりすぎだが、その半分ぐらいの厳しさの規制をやるべきだったかも』と発言したのに呼応するかのように、隣国ノルウェーの首相（Erna Solberg）が6月3日に『わが国の都市閉鎖は厳しくやりすぎたかも』と自己批判の発言をしている。この相互の自己批判は、これまで集団免疫と都市閉鎖という両極を進んできたがゆえに相互の人的交流を断絶し続けねばならなかったスウェーデンとノルウェーが、相互に半分ずつ歩み寄る自己批判をして、これから人的交流を再拡大（北欧のトラベルバブルにスウェーデンを加入）できるよう道筋をつけたものと考えられる。だが、世界のマスコミは『スウェーデンが集団免疫の失敗を認めた』ことだけを喧伝し、集団免疫だけに大失敗の烙印を押してご満悦だ。コロナ危機では、多くのことが歪曲されている。」

田中の力作に一言コメントしておきたい。人口規模等が比較的近い隣国との短期的死亡率だけで結論するのは時期尚早だ。周辺国の財政規模や一人当たり医療費支出の比較等、死亡率に大きく作用する要素の点検が必要なことはいうまでもない。

そして考慮すべき最大の要素は、コロナ禍がまだ終わっていないことである。「永遠の都市封鎖」が不可能なことは自明だが、スウェーデン方式は「永遠に持続可能」である。これはワクチン開発のスピードとも関わる。ワクチン開発と抗体作りは時間との勝負である。感染快癒による中和抗体形成でＩｇＧが生まれることは、いわば最良のマイ・ワクチン作りにほかならない。古来人々は、このような方法でハシカのような疫病と共存してきたのだ。

注

1 「1万人規模の抗体検査、精度に課題　昨年の血液で陽性も」朝日新聞、２０２０年5月15日　https://www.asahi.com/articles/ASN5H64VQN5HULBJ00C.html

2 「【福島淳也医師】２０１９年8月には新型コロナウイルスが日本国内へ侵入していた可能が言及される　日本ではとっくにウイルス蔓延していた可能性を福島淳也医師が指摘」でじがもふ。、２０２０年5月13日　https://coin-innovation-media.com/2020/05/13/news-1042/

3 ユーチューブ「デモクラシータイムズ、コロナと闘う戦略図～抗体検査で見えたこと　日本人には類似の「免疫」？【新型コロナと闘う　児玉龍彦×金子勝】20200516」。この児玉解説のもとになった研究は次の通り。「新型コロナウィルスへの血清 IgM,IgG 抗体の定量的かつ大量測定プロジェクト」東京大学アイソトープ総合センター、２０２０年6月11日　https://www.ric.u-tokyo.ac.jp/topics/2020/ig.html

4　「新型コロナウィルスへの血清 IgM,IgG 抗体の定量的かつ大量測定プロジェクト」（児玉龍彦）、日本医師会 COVID-19 有識者会議、２０２０年5月18日

5　前出脚注3、ユーチューブの説明文より。

6　Interactive web-based graphs of novel coronavirus COVID-19 cases and deaths per population by country (Masashi Idogawa, Shoichiro Tange, Hiroshi Nakase, and Takashi Tokino), *Clinical Infectious Diseases*, 2020.04.27　https://pubmed.ncbi.nlm.nih.gov/32339228/

7　ここで念のために一言しておく。人口統計は国連や世界銀行によって作成されており、これらの統計の信憑性については、ひとまず信頼してよい。しかしながら、「コロナ死者」統計については、ここで得られた数字よりは、より大きいのではないかとする議論がしばしば行われている。死因の特定は必ずしも容易ではなく、実際にはコロナ肺炎による死亡であるにもかかわらず、誤ってあるいは故意に他の理由による死亡に分類されることはしばしば行われている。たとえば「『隠れ』コロナ死？　実態は「超過死亡」分析、ニューヨークさらに5千人か」（朝日新聞、２０２０年5月25日朝刊　https://www.asahi.com/articles/DA3S14487847.html）を参照。

8　「なぜ増えない　筑波大本田教授に聞く」下野新聞、２０２０年5月18日　https://www.shimotsuke.co.jp/articles/-/312758

9　同前。

10 ここでは無用の長物、ステルス戦闘機100機分（計1兆円以上）との比較は避ける。

11 「【新型コロナウイルス】東大病院に抗体検査器を寄贈。〝偽陰性〟を減らす確実な診断と〝免疫パスポート〟の確立に向けて」ピースウィンズ・ジャパン、2020年4月22日

12 「新型コロナ　世界のPCR検査は日本の技術が支えているのに日本では活躍できない岩盤規制の皮肉」（木村正人）Yahoo! ニュース、2020年5月9日 https://news.yahoo.co.jp/byline/kimuramasato/20200509-00177769/

13 「海洋安全保障強化を図るため、日本とハワイ（米国）、オーストラリア、インドの4カ所をひし形に結ぶ」産経新聞、2014年9月2日。対中国の封じ込め政策とも言われる。

14 Asia's Democratic Security Diamond (Shinzo Abe), Project Syndicate , 2012.12.27 https://www.project-syndicate.org/onpoint/a-strategic-alliance-for-japan-and-india-by-shinzo-abe

15 林泉忠「日冷中熱――ポストコロナ時代における日中関係の新たな特徴」『明報』、2020年5月11日付。邦訳は「SGRAかわらばん　821号」（2020年5月28日）。なお「SGRAかわらばん」は、渥美国際交流財団の奨学金を受けた元留学生のフォーラムである。

16 「都市閉鎖の愚策にはめられた人類」（田中宇）、2020年5月16日 http://tanakanews.com/200516lockdown.htm

17 「永遠の都市閉鎖 vs 集団免疫」（田中宇）、2020年6月8日 http://tanakanews.com/200608corona.htm

おわりに

日本におけるコロナ狂想曲で際立つのは、同調圧力という名の強制、すなわち村八分やグループによるいじめ等、社会の病が蔓延する姿である。これはほとんど日本型ファシズムそのものだ。「集団免疫」論がしばしば批判的に語られるが、この集団こそがコーホート（cohort）であり、クラスター（cluster）集団と峻別すべきである。

クラスターとは、たとえばブドウの一房（あるいは房のかたまり状）を指す。これに対してコーホートは、古代ローマの軍団を構成する歩兵隊部隊300～600人を指す。対ウイルスの戦闘においては、免疫獲得者からなるコーホート部隊の活躍に期待すること、これが有効なワクチンの完成までの大戦略であり、これ以外の方策はない。

いま人類は、ウイルスに殺されるか、政治ウイルスに殺されるか、この危機を超えて生き残るか、二者択一である。国民はウイルスとの長期共存を選ぶか、政治ウイルスに翻弄され続けるか、選択を迫られている。

集団免疫について

集団免疫とは、コロナウイルスに対して「多くの人が免疫を持っている」と、「免疫を持たない人に感染が及ばなくなる」という考えである。

現在のコロナウイルスは「1人の感染者が2~3人に感染を伝播させる」、すなわち再生産数を2~3と仮定すれば、この流行を収束させるためには、人口の6~7割の人々に免疫力があればよい。ウイルスは免疫者の壁に阻まれて新たな感染対象者を見出すことができなくなり、ウイルスの活動はここで終わる。ドイツのメルケル首相や、イギリスのジョンソン首相はそのことを念頭に人口の6~7割が感染すれば、流行は収まると発言していた。ところがジョンソン首相自身が罹患し、世論が騒がしくなり、方針転換して社会封鎖に転じた。イタリアに似た医療崩壊が必至と見られたからだ。

メルケルやジョンソンが初志を貫徹するために欠けていたのは、医療崩壊を防ぐための特別措置である。すなわち中国が火神山、雷神山病院を10日で建設したような措置が伴わなかった結果、まともな方針を堅持できなかったわけだ。これを集団免疫論の誤謬と総括するのは、大間違いだ。

新型コロナウイルスに対するワクチンがまだない現在では、集団免疫を成立させるか、ワクチンが完成するのを待つか、二者択一である。しかしながら、集団免疫を獲得するのも、ワクチンの完成を待つのもかなりの時間を要する。そこから国民全員に自粛を要請して経済活動を停滞させるという、最悪の選択が登場する。著者はあえてこれを最悪の選択と呼ぶ。なぜなら、この自粛という名の強制によって、コロナでは死ぬことのなかった国民が経済、社会活動を許されないことで殺される結果に陥るからだ。

そもそも非常事態なのか。統計によると日本での肺炎死亡者数は、２０１６年の場合約12万人である。これらの肺炎の死亡者数に対して何の驚きも示さない。新型コロナウイルスによる死者は、６月６日現在９１９人である。12万人の死者に関心を向けず、コロナ死者９１９人についてこれほど騒ぐのは、どうみてもバランスを失している。間違い情報に踊らされる民度の低い国民と呼ぶほかない事態である。

高齢者が重症化しやすい

これは世界各国からの報道で明らかだ。高齢者が重症化しやすいのは確実だから、高齢者等、基礎疾患をもつウイルス弱者には、適切な医療措置が必要だ。その反面、健康な若者にとっては、ただの風邪程度ですむことが多い。それを端的に示すケースが空母ルーズベルト号事件である。

前述のように、ルーズベルト号では、４８００名の乗組員中１２７３名、すなわち26・５％が新型コロナウイルスに感染し、知らぬ間に治癒した（１１９頁参照）。

「アメリカ海軍のフィリップ・ソーヤー海軍中将の発表によると検査で陽性と判定された600人以上の乗組員のうち、60%が新型コロナウイルス感染症の症状を呈していないとのこと。これはあくまで4月17日時点の状況であるため今後症状がでないとも限りませんが、『無症状者が60%』という数値は、アメリカ疾病管理予防センター（CDC）による『無症状者は25%程度』という推定値の倍以上と非常に高い値です。

この結果について、アメリカの軍部は当惑した反応を見せています。テレビ番組のインタビューで、無症状者が多い件について尋ねられたマーク・エスパー国防長官は、『困惑しています』と回答。

また、アメリカ海軍で軍医総監を務めるブルース・ギリンガム海軍少将は『この無症候性感染というステルス性能が、新型コロナウイルスという敵の秘密兵器であることが分かってきています』とコメントしています。

一方、この件について報じているロイター通信は『空母セオドア・ルーズベルトは、ほとんど若者しかいない閉鎖された環境で、新型コロナウイルスが無症状のまま拡散しているという研究者向けの事例を提供しています』と述べて、感染者の多くが無症状なのは若者が多いためだという可能性を示唆しました。」[1]

高齢者や基礎疾患をもつ者が重症化しやすく、空母乗組員のような若者にとっては、感染を知らぬ間に、免疫獲得者になる。これがすでに得られた、頼りになるウイルス情報である。ならば、採るべき対策は明らかだ。すでに博学の識者たちが指摘しているように、コロナ撃退は不可能である。コロナの活動と折り合いをつけて、人類の経済活動、社会活動を復活する。その過程で、一方では集団免疫を獲得し、他方で世界のコロナ情報を共有化し、ワクチン開発を急ぐ、という長期戦略になる。

ここで特に重要なのは、日本を含む東アジアにおいて、新型コロナウイルスによる死亡率がケタ違いに低い事実の科学的解明である。麻生太郎財務相は6月4日、参院財政金融委員会で、「日本における死者が欧米主要国に比べて低いのは、民度が高いため」と発言した。日本の、新型コロナウイルスによる死者985人（6月27日時点）に対して、ベトナムは死者ゼロである事実を多分、麻生は知らない。麻生の無知は、少なからぬ国民の無知を映したものであろう。

東アジア世界の死亡率格差については、すでに各方面から、新型コロナウイルスに類似の抗体をもち、免疫を獲得済みではないかという見解が提起されている。この説は、100万人当たり死亡率の国際比較を行うことによって、かなりの程度まで解明できるのではないか。

抗体検査を急ぐべし、免疫獲得者の実態を把握し、感染の実態を踏まえたコロナ対策、経済対策を模索せよ。最も肝心なことは、コロナ退治と経済管理とのバランスである。視野狭窄《きょうさく》の感染症学者や暗愚の宰相は社会を殺す。これが著者のメッセージである。

7時間におよぶ米中会談

2020年6月18日ロイター（ワシントン／北京）電によると、ホノルル現地時間17日にポンペイオ米国務長官と中国の外交担当トップの楊潔篪《ようけつち》・共産党政治局委員がハワイの空軍基地内で7時間会談し、重要懸案についてかなり突っ込んだ対話が行われた。

「米国務省によると、両氏は新型コロナウイルス危機への対応と今後の流行阻止に向け、米中間における完全な情報開示と共有の必要性を話し合った。

ポンペオ氏は米中間の商業・安全保障・外交における完全に互恵的な関係の必要性についても協議したという。

一方、中国外交部声明によると、楊氏はポンペオ氏に対し、米国が重要問題における中国の立場を尊重し、香港や台湾、新疆ウイグル自治区などの問題への介入を止め、両国の関係修復に努めるべきだと伝えた。また、両国間の協力が『唯一の正しい選択』だと述べた。」[2]

会談には国務省アジア太平洋局担当次官補ディビッド・スティルウェルおよび中国の駐米大使崔天凱が同席した。スティルウェルによると、中国は1月15日に調印された貿易戦争第1局面（フェイズ・ワン）を終わらせる協定の履行を約束した。香港問題や他の米中間の不一致点についての協議も行われた。

新華社は会談について詳細を報道せず、単に「建設的な対話」と評するにとどめた。ポンペイオは「両国間の通商・安全保障・外交関係に関する十分に双務的な協議」の必要性を強調した。

トランプは、会談後の18日「米中経済のデカップリング（切り離し）策は、いぜん選択肢に残されている」とツイートして、懸案が残されていることを示唆した。このツイートに対して翌19日、中国外交部「戦狼」報道官の趙立堅は「恣意的な米中経済デカップリング（切り離し）論は、現実的ではなく、賢明な措置でもない」と批判した。

スティルウェルは米中会談の目的について、インドとの国境衝突、南シナ海における緊張、香港国家安全法の制定など中国当局の実際の行動は、米中約束と矛盾したものであることを中国に理解してもらうためだと「サウス・チャイナ・モーニング・ポスト（SCMP）」紙の記者に説明している。

ブルームバーグの解説によれば、ハワイ会談後、中国は米国の農産品の輸入を加速し、フェーズ・ワンの協議を遵守する動きを示している由だ。[3] 両国政府当局の説明および香港SCMP紙やブルームバーグの解説等をどう理解すべきであろうか。

コロナ禍以後の新チャイメリカを模索する両国

第1は、コロナ後も「チャイメリカ（米中結託）」構造という米中関係の枠組みを堅持することを双方が望んでいることとの確認である。激しい関税戦争やコロナの加害・被害論争をめぐる空前の罵倒合戦にもかかわらず、米中経済関係はデカップリング（切り離し）不可能なほどに深く、広い相互依存関係がビルトイン（組み込み）されている。

トランプは「切り離しの夢」を語ることをやめないが、これは趙立堅のいうように現実的ではない。21世紀初頭以来20年をかけて形成されたグローバル貿易と国際金融に基づくチャイメリカ構造は、部分的修正はありうるが、基本構造は誰にも変えられない。

第2は、チャイメリカ構造の展開過程で、「米国の衰退」と「中国の勃興」が続く事態をどのように受け止めるかという問題である。両国の経済を対比すると、過去約20年間、米国の成長率の約10倍のスピードで中国経済は伸びている。その結果、両国の経済力に逆転現象が現れた。かつては「米国主導、中国従属」の形であったが、いまや「中国主導、米国従属」の経済的力関係に変わりつつある。

第2次大戦後、一貫して世界一の地位を誇り、戦争で敗れた体験をもたない米国ナショナリズムからすると、中国の軍門に降ることは、ヤンキー気質が許さない。他方、中国は百年来の劣等意識からいまようやく解放され、劣等感と優越感のないまぜになったコンプレックスから自由ではない。中国ナショナリズムも強烈だ。

第3は、経済力の優劣を決めるカギとしての科技創新力である。この点できわめて注目すべき決定がハワイ会談の前日に発表された。それは本書12頁で書いた、中国のいわゆる「新基建

＝新型インフラ」の中核をなしている「5G」について、国際基準の策定のために、米国企業とファーウェイ（華為技術）の協力を認める決定をロス米商務長官が発表したことである。

中国経済が米国を凌駕《りょうが》する――ファーウェイ禁輸の解除

6月16日ロイター電によれば、商務部は2019年5月に公表し「国家安全保障上の懸念を理由として、政府の許可なく米国企業から製品や技術を調達することを禁止」したブラックリスト（Entity List）から、ファーウェイを事実上外した。[4] ファーウェイとの取引禁止によって最も困ったのが、ファーウェイと深い取引をしていたアンドロイド（主にグーグル社）や、クアルコム（携帯電話用半導体大手）などの米国企業であった。

ファーウェイ部品・製品の米国締め出しに対抗して、ファーウェイ自身は米国技術に依存しない独自技術を完成させ、また米国市場の代わりに中国国内市場の開拓に全力をあげた。ファーウェイはこのような生き残り作戦を着々成功させながら、米国の仲間と協力して、共にIT世界を構築したいという開かれた主張を訴え続け、それが米国の同業者を動かして、ついにブラックリストを空洞化させた。

ロス長官は「グローバル・イノベーションにおいて、米国の指導権を他国に譲ることはない。米国はこれからも世界の技術革新をリードする」と強調して見せたが、そこには挫折感がにじみ出ている。スマホであれ、5G通信設備の安価な大量生産体制であれ、ファーウェイはすでに「米国よりも2年分進んでいる」と見るのが、この分野の専門家筋（たとえば魏向虹・アジア連合大学院研究員）の評価であり、この立ち遅れの現実をロス長官も認めざるを得ない。

そしてファーウェイ解禁というアメを利用して、ポンペイオは楊潔篪をハワイに招いた。米中ハワイ会談は、大統領選挙を数カ月後に控えて、「コロナ後のチャイメリカ」の部分復活を内外に示した形だ。これが2020年6月中旬時点における米中関係の現状である。

トランプが中国に再選の協力を要請

さて展望だが、一つの焦点は、2020年11月3日の大統領選における、トランプ再選の可否である。解任された側近、ボルトン前米補佐官は自身の『回想録』のなかで、「トランプが2019年6月29日、G20出席のために訪問した大阪での米中首脳会談の席上、中国の経済力について言及し、習近平に対し大統領選で勝つことが確実になるように懇願し、選挙においては米国農家の支持を得るため、中国が米国産の大豆と小麦の購入を増やすことが重要だと語りかけた」と暴露した。

いかにもトランプならばやりそうな話だ。今回のハワイ会談が大阪における対話の延長線にあることは確かであろう。このような形で中国がトランプ再選を遠方から支持するならば、そのお返しは当然期待できるはずだ。

万一、トランプが民主党候補に敗れた場合、民主主義や人権などの観念を重んじる民主党の基本的立場が、トランプ以上に「反中」であることを中国は熟知している。

いまのところ表には浮かんでいないが、民主党と中国の間にも地下水脈を通じて、さまざまの探り合いが行われているはずだ。

ロックフェラー財団が予測していたパンデミック

さて、今から10年前に米国ロックフェラー財団が未来学者ピーター・シュワルツに依頼して執筆されたレポート「未来の技術と国際的発展のシナリオ（Scenarios for the Future of Technology and International Development）」（２０１０年5月、全53ページ）には、次の一節がある。

「２０１２年、世界が長年予期していたパンデミックが遂に発生した。２００９年のＨ１Ｎ１の流行［引用者注：２００９年春から２０１０年3月にかけて豚由来のインフルエンザがヒトに感染して大流行した］とは異なり、このインフルエンザ株は鳥インフルエンザから発生したもので、恐ろしく感染力が強く破壊的だ。ウイルスが世界的に拡散し、防疫態勢を備えた国でさえもあっという間に圧倒され、**世界人口の2割が7カ月で感染し、８００万人が死亡したが、その多くは健康な成人であった。**」[5]（強調引用者）

私がこの原稿を校正している６月27日現在、世界の感染者累計は９８４万人だが、死者49・５万人である。新型コロナウイルスが確認されて以来、およそ半年だが、未来シナリオでは「８００万人死亡」だが、現実は「感染者が９８４万人」であり、実際の死者49・５万人なので、予想の16分の１である。シナリオは今日の事態よりもはるかに大きなパンデミックを想定し、警告していたわけだ。

このレポートには、もう一つの焦点がある。以下の箇所だ。


「中国政府は即座にすべての国境を閉鎖すると共に、すべての市民に検疫を課して、数百万の生命を救いウイルスの拡散を他国に先駆けて防止しパンデミック後の速やかな回復をもたらした。極端な措置を行って市民をリスクから守ったのは、中国政府だけではない。パンデミックの間、世界中のリーダーたちは、マスクの着用から住まいや駅、スーパー等における体温検査まで、厳しい規制や制限をかけた。

　パンデミックが去った後でも、市民の活動に対する、より権威主義的な管理と監視は組み込まれ、より深化しさえした。パンデミックから国際テロ、そして環境危機と貧困の増大までグローバルな諸問題の広がりから市民を守るためには、世界のリーダーたちは権力をより強く握りしめる。」[6]（強調引用者）

今回のパンデミック対策において、中国が成功したのは、特有の政治・社会システムに依存することはいうまでもない。そしてコロナ対策を通じて、この中国システムはより強化されたと見てよい。

他方、民主主義と人権を普段から普遍的価値として宣伝し、他国におしつけることまでしている米国や欧米の一部の諸国は、コロナ対策の不備が人種問題等をあぶり出し、「民主主義と人権」の虚飾を剥ぎ取られたように見える。

中国システムはこの試練に乗じて前進し、旧指導諸国は影響力を失う。本書の題名は、この観察に基づいて名付けられた。このような隣国と世界はどうつきあうのか、日本はどうつきあうのか。これがコロナ禍以後の課題である。

本書は花伝社社長、平田勝さんの発意で生まれた。記して謝意を表する。

2020年6月、梅雨の東京で、矢吹晋

注

1 「新型コロナウイルス感染者が大量発生した空母の乗組員の『大半が無症状』という謎、国防長官も困惑」GIGAZINE、２０２０年４月17日 https://gigazine.net/news/20200417-coronavirus-aircraft-carrier-clue-symptom-free/

2 「米中外交トップがハワイで会談、コロナ対応や互恵的関係を協議＝米国務省」ロイター、２０２０年６月18日 https://jp.reuters.com/article/usa-china-pompeo-idJPKBN23O3MB

3 「中国、米農産物購入を加速させる計画――ハワイでの協議後」ブルームバーグ日本語版、２０２０年６月19日 https://www.bloomberg.co.jp/news/articles/2020-06-19/QC5UB0T1UM0X01

4 「米、国内企業とファーウェイの５Ｇ開発協力を容認　新規則公表」ロイター、２０２０年６月17日 https://jp.reuters.com/article/usa-china-huawei-tech-idJPKBN23N2VY

5 P.18 https://www.nommeraadio.ee/meedia/pdf/RRS/Rockefeller%20Foundation.pdf

6 同前。

訳書

『毛沢東政治経済学を語る――ソ連政治経済学読書ノート』（現代評論社 1974）『中国社会主義経済の理論』（竜渓書舎 1975）『毛沢東社会主義建設を語る』（編訳、現代評論社 1975）『中国石油』（編訳、竜渓書舎 1976）金思愷『思想の積木』（竜渓書舎 1977）J・ガーリー『中国経済と毛沢東戦略』（共訳、岩波現代選書 1978）王凡西『中国トロッキスト回想録』（アジア叢書、柘植書房 1979）S・シュラム『改革期中国のイデオロギーと政策』（蒼蒼社 1987）『チャイナ・クライシス重要文献』〈第1巻〉（編訳、蒼蒼社 1989）『チャイナ・クライシス重要文献』〈第2巻〉（編訳、蒼蒼社 1989）『チャイナ・クライシス重要文献』〈第3巻〉（編訳、蒼蒼社 1989）アムネスティ・インターナショナル『中国における人権侵害』（共訳、蒼蒼社 1991）『ポーツマスから消された男――朝河貫一の日露戦争論』（編訳、横浜市立大学叢書4、東信堂 2002）朝河貫一『入来文書』（柏書房 2005）朝河貫一『大化改新』（柏書房 2006）『朝河貫一比較封建制論集』（編訳、柏書房 2007）『中世日本の土地と社会』（編訳、柏書房 2015）

矢吹 晋（やぶき・すすむ）

1938年生まれ。東京大学経済学部卒。東洋経済新報社記者、アジア経済研究所研究員、横浜市立大学教授を経て、横浜市立大学名誉教授。(財)東洋文庫研究員、21世紀中国総研ディレクター、朝河貫一博士顕彰協会代表理事。

著書

『二〇〇〇年の中国』（論創社 1984）『チャイナ・ウオッチング——経済改革から政治改革へ』（蒼蒼社 1986）『「図説」中国の経済水準』（蒼蒼社 1986）『チャイナ・シンドローム』（蒼蒼社 1986）『中国開放のブレーン・トラスト』（蒼蒼社 1987）『ポスト鄧小平——改革と開放の行方』（蒼蒼社 1988）『中国のペレストロイカ』（蒼蒼社 1988）『文化大革命』（講談社現代新書 1989）『ペキノロジー』（蒼蒼社 1991）『毛沢東と周恩来』（講談社現代新書 1991）『保守派 vs. 改革派』（蒼蒼社 1991）『〈図説〉中国の経済』（蒼蒼社 1992）『鄧小平』（講談社現代新書 1993）『〈図説〉中国の経済』〈増補改定版〉（蒼蒼社 1994）『鄧小平なき中国経済』（蒼蒼社 1995）『巨大国家中国のゆくえ』（東方書店 1996）『中国人民解放軍』（講談社選書メチエ 1996）『〈図説〉中国の経済』〈第２版〉（蒼蒼社 1998）『「朱鎔基」中国市場経済の行方』(小学館文庫 2000)『中国の権力システム』(平凡社新書 2000)『中国から日本が見える』(That's Japan002、ウェイツ 2002)『鄧小平』（講談社学術文庫 2003）『日中の風穴』(智慧の海叢書、勉誠出版 2004)『激辛書評で知る中国の政治・経済の虚実』（日経 BP 社 2007）『朝河貫一とその時代』(花伝社 2007)『日本の発見——朝河貫一と歴史学』(花伝社 2008)『〈図説〉中国力 (チャイナ・パワー)』(蒼蒼社 2010)『チャイメリカ』(花伝社 2012)『尖閣問題の核心』(花伝社 2013)『尖閣衝突は沖縄返還に始まる』(花伝社 2013)『敗戦・沖縄・天皇』(花伝社 2014)『対米従属の原点 ペリーの白旗』(花伝社 2015)『南シナ海領土紛争と日本』（花伝社 2016）『沖縄のナワを解く』（情況新書 2017）『中国の夢』（花伝社 2018）『〈中国の時代〉の越え方』（白水社 2020）など多数。

『習近平の夢——台頭する中国と米中露三角関係』（花伝社 2017）で第５回「岡倉天心記念賞」最優秀賞を受賞。

共著・編著

『天安門事件の真相』〈上巻〉（編著、蒼蒼社 1990）『天安門事件の真相』〈下巻〉（編著、蒼蒼社 1990）『中国情報用語事典—— 1999-2000 年版』(共編、蒼蒼社 1999)『周恩来「十九歳の東京日記」』（解説、小学館文庫 1999）『一目でわかる中国経済地図』（編著、蒼蒼社 2010）『客家と中国革命』（共著、東方書店 2010）『劉暁波と中国民主化のゆくえ』（共著、花伝社 2011）『中共政権の爛熟・腐敗——習近平「虎退治」の闇を切り裂く』（共著、蒼蒼社 2014）『文化大革命——〈造反有理〉の現代的地平』（共著、白水社 2017）『六四と一九八九』（共著、白水社 2019）

コロナ後の世界は中国一強か

2020年７月25日　　初版第１刷発行

著者 ――― 矢吹　晋
発行者 ―― 平田　勝
発行 ――― 花伝社
発売 ――― 共栄書房
〒101-0065　東京都千代田区西神田2-5-11出版輸送ビル2F
電話　　　03-3263-3813
FAX　　　03-3239-8272
E-mail　　info@kadensha.net
URL　　　http://www.kadensha.net
振替 ―――00140-6-59661
装幀 ――― 鈴木　衛（東京図鑑）
印刷・製本― 中央精版印刷株式会社

ISBN978-4-7634-0935-5 C0036